AF403224

RECHERCHES

HISTORIQUES ET MÉDICALES

SUR

LA VACCINE;

PAR H. M. HUSSON,

Médecin, attaché à la Bibliothèque de l'École de Paris, Membre de la Société médicale.

Seconde Édition, augmentée d'Observations pratiques, et de nouvelles Expériences.

Correctionem specificam Variolarum inveniri posse, comparatio historiæ antidotorum, et indoles hujus mali, faciunt sperare; et ad indagandum impellit summa hinc futura humano generi utilitas.

BOERHAAVE, Aphor. 1391.

A PARIS,

Chez GABON et Cie, Lib., près l'École de Médecine;

AN IX (1801).

LIVRES nouveaux des cit. BROSSON, GABON et Cie. Lib., place de l'École de Médecine.

STOLL, Aphorismes sur la connoissance et la curation des fièvres, et Médecine Pratique; nouvelle traduction française par le professeur Mahon, précédée de l'Éloge de Stoll par Vicq-d'Azyr, augmentée des notes du traducteur, et des professeurs Pinel et Baudelocque, de deux tables, l'une analytique, et l'autre des matières. Paris, an 9, 4 vol. in-8. . . . . . 15 fr.
On vend séparément les Aphorismes. 1 vol. . . 3 fr.

BICHAT (XAV.), Recherches physiologiques sur la vie et la mort. Paris, an 8, in-8. . . . . . 4 fr. 50 c.

BICHAT, Anatomie générale, *sous presse* pour paroître à la fin de prairial an 9.

BICHAT, Anatomie descriptive, *sous presse*. Les 2 premiers volumes paroîtront à la fin de messidor.

BORDEU, Recherches anatomiques sur la position des glandes, et sur leur action; nouvelle édition augmentée de réflexions sur différens passages de ce traité, par le docteur Hallé. Paris, an 8, in-12 br. 2 fr. 50 c.

BORDEU, Recherches sur les maladies chroniques, nouvelle édit. augmentée de la vie de l'auteur et de notes physiolog. par Roussel. Paris, an 8, in-8. br. 3 fr.

TISSOT, Fièvres bilieuses; traduit du latin, avec quelques additions, par Mahot. Paris, an 8, 2 fr. 50 c.

PINEL, Médecine clinique, avec une nouvelle Méthode de tracer la constitution médicale suivant l'ordre des saisons et des années, *sous presse* pour paroître très-incessamment.

HUSSON, Recherches historiques et médicales sur la Vaccine. Seconde Édition. Paris an 9, in-8. 1 fr. 50 c.

Collection des thèses soutenues à l'École de Médecine.

A MES COMPATRIOTES,

A MES AMIS

Les Membres composant le Comité Médical établi à Reims pour l'inoculation de la Vaccine ;

Comme une preuve de mon invariable attachement, et de ma considération la plus distinguée.

H. M. Husson.

AVANT-PROPOS.

Lorsque j'entrepris ce travail, mon intention n'étoit pas de le livrer à l'impression ; je devois en faire lecture dans un établissement spécialement consacré aux sciences. Des circonstances particulières m'en ont empêché, et j'ai cru, en lui donnant quelque extension, pouvoir l'offrir au public. Le sujet que j'y traite est aujourd'hui d'un intérêt tellement général, qu'on ne peut trop multiplier les sources où chacun doit puiser la vérité.

J'ai tâché de rassembler dans un cadre étroit tout ce qui a été dit et fait pour et contre la vaccine ; j'ai réuni à peu près tout ce qui avoit paru depuis quinze mois dans un journal uniquement destiné à faire connoître à la France les productions nouvelles des sciences et de la littérature anglaises (1) : j'ai rapproché tous ces matériaux des expériences que le Comité médical de Paris et celui de Reims ont rendues publiques. Les ouvrages des docteurs Pearson, Woodwille, Aubert, Odier, ont augmenté le nombre des faits et des observations que j'ai pu recueillir dans ma pratique particulière. Enfin je crois avoir rempli le but que je m'étois proposé, celui de décrire l'histoire de la maladie, de présenter ses avantages, et de combattre les objections qu'on lui oppose.

J'ai divisé mon travail en trois chapitres.

L'histoire de la découverte de la vaccine fait le sujet du premier.

Je traite dans le second de tout ce qui a rapport à la maladie, ses avantages, ses accidens, son mode de transmission, etc.

---

(1) *La Bibliothèque britannique, rédigée à Genève par le prof. Marc-Aurèle Pictet, et le docteur Odier.*

On s'abonne à ce journal chez Magimel, libraire, quai des Augustins.

Dans le troisième enfin, je cherche à répondre à toutes les objections qu'on répète sans cesse contre cette nouvelle pratique.

J'ai dû employer des mots nouveaux pour décrire une affection nouvelle ; mais, comme l'observe le docteur Odier, s'il est un néologisme pardonnable, c'est celui qui dérive de la nature des choses ; et quand on se trouve forcé de forger un nouveau mot pour exprimer une chose nouvelle, c'est suivre le génie de la langue, que d'adopter avec le mot tous ses dérivés. Ainsi j'appelle :

Cowpox, la maladie déclarée sur la vache ;

Vaccine, la maladie développée sur l'homme par l'insertion primitive du *Cowpox* ;

Vaccin, le fluide contenu dans le bouton ;

Vacciner, inoculer le vaccin ;

Vaccinateur, l'inoculateur du vaccin ;

Vaccination, l'inoculation du vaccin ;

Je suis loin de prétendre avoir pu établir d'une manière assurée la certitude du préservatif. Il n'appartient point à un particulier de décider une question d'une si haute importance. Le Comité Central peut et doit seul, en remplissant la juste impatience du public, proclamer une vérité que ses expériences nombreuses, son zèle infatigable, et son amour de la science rendront sans doute inattaquable. Je me féliciterai si j'ai présenté quelques résultats que son prochain Rapport puisse confirmer.

Article essentiel connu à la fin de l'impression, et à joindre aux faits cités page 23.

Une lettre de Londres nous apprend, que Mr. Coleman a enfin réussi à inoculer les *eaux aux jambes*, d'un cheval à une vache ; que cette inoculation a produit un ulcère sur le pis de la vache, et qu'avec le virus pris sur cet ulcère, on a inoculé un enfant qui a eu une vaccine bien caractérisée. Il ne manquoit plus que cette expérience pour compléter la gloire du docteur Jenner, en convertissant ses prétendues erreurs en vérités.

Bibl. brit. vol. XVI, p. 397.

RECHERCHES

HISTORIQUES ET MÉDICALES

SUR

LA VACCINE.

————

Parmi les découvertes utiles qui ont illustré le siècle que nous venons de parcourir, et qui ont enrichi le domaine de toutes les sciences, la médecine doit s'honorer de pouvoir offrir à la postérité, comme des monumens qui perpétueront sa gloire, l'inoculation de la petite vérole et celle du *cowpox* ou vaccine.

Cette dernière maladie, qu'à plus juste titre on pourroit appeler un bienfait, cette maladie qui trouble à peine les fonctions de l'individu qui l'éprouve, et qui le préserve des ravages affreux de la petite vérole, fut étudiée pour la première fois au déclin du même siècle dont l'aurore avoit vu pratiquer l'inoculation de la petite vérole.

Toutes deux dues plutôt au hasard qu'aux discussions savantes des écoles, ont entraîné tous les esprits par leur simplicité, par le zèle et le

I

désintéressement des philantropes qui en ont proclamé les avantages, enfin par les heureux résultats que les Gouvernemens ont obtenus de la première, et qu'ils doivent espérer de la seconde.

Un coup d'œil rapide jeté sur l'histoire de l'inoculation de la petite vérole, servira de préambule à ce que je me propose de dire sur celle de la vaccine.

« On sait qu'en Géorgie, en Circassie et en Arabie, des femmes obscures pratiquèrent d'abord l'insertion de la petite vérole. Elle fut le produit du vil intérêt, de la sordide avarice, et non celui d'une science réfléchie. Les Géorgiens, les Circassiens, et quelques autres peuples de l'Orient, la mirent, dit-on, en usage pour sauver la beauté de leurs filles, et la soustraire aux ravages qui sont la suite ordinaire de la petite vérole naturelle, ravages qui, portant atteinte à la beauté, diminuoient considérablement le revenu du commerce infâme que ces peuples sont dans l'usage de faire en vendant leurs enfans pour fournir le *Harem* des Souverains de l'Asie ».

« Milady Wortley Montagu, ambassadrice d'Angleterre à Constantinople, avoit été frappée de la beauté des Circassiennes dont se peuple le sérail du Grand - Seigneur. Instruite des moyens qu'employoient les femmes chargées de cette opération, témoin des avantages qu'en retiroient les mé-

decins de Constantinople au milieu des épidémies
de petite vérole, elle eut le courage de faire inoculer son fils âgé de six ans, qui l'avoit accompagnée dans son ambassade » (1).

Le succès qu'elle obtint dans cette première
épreuve la décida, lors de son retour dans sa patrie, à soumettre sa fille à la même opération,
qui se fit sous les yeux des médecins de la cour
de Londres. Plusieurs personnes, étonnées du succès qui suivit cette inoculation, et intimidées par
les ravages que faisoit alors la petite vérole, se dé-
terminèrent à imiter lady Montagu. Toutes eurent
sujet de s'en louer.

Le roi d'Angleterre voulut aussi soumettre sa
famille à l'inoculation ; mais sa décision fut subor-
donnée à la réussite des essais qu'on fit sur des
criminels. L'expérience fut des plus heureuses, et
alors la famille royale fut inoculée.

Cet exemple, donné par le souverain, entraîna
bientôt l'opinion de toute l'Angleterre, de l'Irlande
et de l'Écosse. L'inoculation traversa les mers,
pénétra dans les colonies anglaises de l'Amérique
septentrionale, trouva par-tout des partisans.

En France, au contraire, on l'accueillit avec
défaveur ; on la traita, dans la Faculté de Méde-

---

(1) *Traité historique et pratique de l'inoculation, par
Valentin et Dézoteux, page* 48.

cine de Paris, de *pratique criminelle, meurtriére et magique;* les inoculateurs furent appelés des *bourreaux* et des *imposteurs*, les inoculés des *dupes* et des *imbécilles*. Le Parlement l'exila loin des villes et des faubourgs de la Cour; enfin sans la Condamine l'inoculation de la petite vérole eût échoué en France. Il lut à l'Académie des sciences des observations qu'il avoit faites dans un voyage au Levant, entraîna tous les suffrages, et réconcilia un grand nombre de personnes avec l'insertion.

Le Parlement, instruit autant par les rapports de ce célèbre Académicien, que par l'heureuse réussite des inoculations pratiquées dans quelques maisons distinguées de France, revint sur son premier décret, et voulut s'éclairer des lumières réunies des Facultés de Théologie et de Médecine. La Sorbonne prononça que *ce qui pouvoit être utile aux hommes ne pouvoit offenser Dieu;* et la Faculté de Médecine, sur le rapport d'Antoine Petit, rendit un décret pour la *tolérance de la pratique de l'inoculation.* On doit être étonné qu'après avoir recueilli les précieux avantages de l'inoculation, sa pratique n'ait été que tolérée, tandis qu'elle auroit dû être permise, autorisée, encouragée, et même ordonnée par une loi expresse.

Cette espèce d'indifférence du Gouvernement leva au moins une partie des obstacles qu'avoient fait naître les anti-inoculistes. On put, sans redouter l'animadversion des prêtres, et les décrets flétrissans de la Faculté de Médecine, chercher des prosélytes, créer des établissemens, multiplier les expériences, et porter la conviction dans les esprits capables encore de revenir sur une opinion déjà faite, mais assise sur des bases peu solides.

Bientôt l'ancienne famille royale de France se soumit à l'inoculation. Louis XVI, ses frères, son fils, sa fille, furent inoculés. Les provinces suivirent cet exemple; et il est impossible de parler de l'inoculation, sans rappeler le zèle du docteur Girod qui, à force de soins, de succès et de désintéressement, triompha des intrigues multipliées qu'on opposa dans la Franche-Comté à l'introduction de cette pratique.

L'inoculation étoit généralement reçue dans le monde savant, tous les pays l'avoient adoptée, quelques gouvernemens en avoient fait une loi, les médecins dégagés de toute espèce de préjugés, affranchis des craintes qu'on cherchoit à leur inspirer, en disséminoient les bienfaits; déjà nous étions parvenus à cette époque où l'inoculation de la petite vérole alloit détruire la petite vérole elle-même.

Mais qui peut assigner les limites où doit s'arrêter l'esprit d'observation? Est-il une puissance assez forte pour enchaîner l'homme que dévore le besoin impérieux de faire avancer la science, et dont l'imagination ardente et inquiète entrevoit toujours, à travers l'immensité des découvertes, une route nouvelle à parcourir? Quel est l'insensé qui oseroit lui dire *huc usque venies...* Celui-là seul qui, calculant peu les progrès de l'esprit humain, et ne jugeant point ce qu'il peut faire par ce qu'il a déjà fait, ne voit rien au-delà de ce qu'il sait lui-même, circonscrit dans une sphère étroite tout ce qu'on peut apprendre, et se soulève au premier aperçu d'une vérité qui peut contrarier toutes les idées que son génie rétréci s'est formées sur telle ou telle partie de la science.

Cette classe d'hommes, toujours trop nombreuse, s'empare souvent de la confiance publique, s'étaye de la durée des erreurs pour les propager encore, flatte les préjugés du vulgaire, et oppose à des recherches nouvelles une barrière que des siècles ont quelquefois beaucoup de peine à renverser.

Les fastes de la médecine sont remplis de faits de cette nature : tour à tour l'antimoine, la circulation du sang, l'usage du quinquina, l'inoculation de la petite vérole, ont été les sujets de rixes violentes et de débats, dans lesquels l'autorité publique a été obligée d'intervenir, et qui par conséquent n'ont pu se terminer que par le laps du temps et les lents progrès de la raison.

Disons pourtant, à l'avantage de la direction
que la philosophie vient d'imprimer à toute espèce
de genre d'études, que ces dissentions ne se renouvellent plus ; qu'en effet des menées obscures,
des intrigues sourdes viennent encore attester la
foiblesse des moyens qu'on emploie pour obs-
curcir la vérité ; mais que comme on la présente
dégagée de tout esprit de système, et du vain
faste des écoles, son triomphe n'est que plus
prompt et plus certain.

C'est ainsi que je me propose de présenter l'importante découverte qui occupe en ce moment
tous les esprits. Je ne me livrerai point à des recherches sur la cause de la vaccine, à des expli-
cations sur la manière dont elle agit sur le corps
humain pour le préserver de la petite vérole : je
me bornerai à la simple exposition des faits ; cette
marche est celle de la nature, elle est celle de toutes
les sciences physiques, on doit la suivre lorsqu'il
s'agit d'un sujet qui est tout entier du domaine
de l'observation.

CHAPITRE PREMIER.

Histoire de la découverte, de l'origine du Cowpox, *et des travaux des Médecins qui se sont occupés de la Vaccine.*

L'annonce d'une découverte quelconque rappelle toujours des faits isolément observés ; et souvent celui auquel on en attribue tout l'honneur, n'a que l'avantage d'avoir le premier publié une observation que d'autres avoient faite avant lui, mais à laquelle ils n'avoient donné aucune publicité. C'est ce qui est arrivé relativement au *cowpox.*

Depuis que les journaux spécialement consacrés aux sciences retentissent des bienfaits de la vaccine, on recueille des faits épars qui prouvent que le *cowpox* n'a pas été seulement connu dans le Glocester.

Il paroît même que cette maladie a une très-haute antiquité. Le nom qu'elle porte en Irlande feroit remonter son origine jusques aux temps obscurs des Celtes (1). En Angleterre, les paysans la con-

(1) Les Irlandais appellent encore aujourd'hui *shinach* cette maladie. Dans la langue Celte, *sinne* signifie pis ; *agh* vache.

noissent par tradition, et il est impossible de déterminer le moment où elle a paru, ou celui auquel on l'a observée pour la première fois. On
l'a également découvert dans différentes parties
du Sommerset, du Leicestershire, du Staffor-
dshire et du Middlesex.

Le docteur Dunning (1) a reçu du Devonshire
des lettres qui lui assurent que le *cowpox* s'y est
manifesté une fois.

« Toutes les vaches de la ferme de M. James
Callard, à trois mille de Plimouth, prirent il y a
trente ans une maladie qu'on ne connoissoit point
dans le pays. Cette maladie se manifestoit par des
pustules sur leur pis, qui les rendoient difficiles à
aborder, et elle dura environ dix jours. Pendant ce
temps-là Anne Stuttaford fut constamment oc-
cupée à les traire, avec deux autres femmes qui
avoient eu la petite vérole, et qui ne furent point
affectées de la maladie des vaches; mais elle qui
ne l'a jamais eue, ne tarda pas à avoir un gros
bouton sur la main, semblable à ceux des vaches,
et qu'elle prit pour un clou. Elle mit un onguent
qui ne lui fit aucun bien, et n'empêcha ni le bouton
de grossir et de s'enflammer, ni la malade d'avoir
de la fièvre et un grand mal de tête pendant quel-

____

(1) *Some observations on vaccination, etc. London,*
1800.

ques jours. Mais dès-lors elle s'est toujours bien portée ; elle a vu depuis et soigné un grand nombre de malades atteints de la petite vérole, sans la prendre ».

« Le docteur Decarro(1) assure que les médecins du duché de Holstein et du Meklenbourg ont connoissance du *cowpox*. MM. Ballhorn et Stromeyer ont eu occasion de prendre à ce sujet des renseignemens précis qui viennent d'être confirmés au docteur Decarro par le témoignage d'un domestique allemand, homme fort intelligent, appartenant à un gentilhomme américain, et qui a vécu trois ans dans les environs de Kiel, dans le duché de Holstein. Cet homme a très-souvent entendu parler d'une maladie des vaches appelée dans le pays *finnen* (ce qui signifie *bouton*), et souvent il en a vu les vaches attaquées. Sa propriété de préserver de la petite vérole est connue des médecins et des paysans du Holstein : aussi dans la ville de Kiel on l'inocule quelquefois aux enfans dans l'intention de leur conserver la beauté. Cet Allemand décrit la maladie des vaches comme un bouton entre chair et cuir, et dit que pendant que la vache a cette maladie, elle perd son lait et maigrit beaucoup ; il ajoute que le bouton produit par l'inoculation n'est jamais accompagné d'aucune éruption

---

(1) *Biblioth. britannique, vol.* XIV , *p.* 268.

sur le reste du corps, et qu'il est de la grosseur d'un pois. Decarro remarque que ce domestique ne savoit pas un mot des observations des Anglais, et qu'il a vécu dans le Holstein long-temps avant qu'elles fussent connues sur le Continent ».

M. Louis Sacco, médecin et chirurgien à Milan, a trouvé le *cowpox* dans les fermes de la Lombardie. Il a vu plusieurs vaches en être atteintes. Il a recueilli le virus sur leur pis, et s'en est servi pour inoculer avec succès quelques personnes.

M. Heim, de Berlin, se souvient d'avoir appris de son père, qui avoit des vaches, que les servantes qui les trayaient avoient été exposées à être attaquées de la vaccine. L'automne de 1799, il eut occasion de voir à quelque distance de Berlin, sept vaches atteintes de cette maladie, qui en souffroient beaucoup.

Il y a un intervalle immense à franchir entre une observation isolée, faite par des gens grossiers, et les heureux résultats qu'on peut s'en promettre : aussi il n'est donné qu'à un petit nombre d'hommes d'extraire pour ainsi dire la vérité, des matériaux que chaque âge vient déposer dans le vaste laboratoire des sciences.

Jenner est un de ces génies rares, un de ces hommes dont l'apparition influe sur le bonheur des peuples ; et s'il n'est pas l'auteur de la découverte, au moins a-t-il eu le talent d'en tirer tous les avantages que les premiers observateurs du *cowpox* n'ont fait qu'indiquer sans les étendre.

A l'ouest de l'Angleterre, dans la paroisse de Berkeley, au comté de Glocester, ce médecin dont le nom sera à jamais recommandable, observa dans les grandes inoculations de variole qui se pratiquent chaque année, que certains individus employés dans les laiteries étoient inhabiles à contracter la petite vérole. Cette remarque le conduisit à des recherches très-curieuses sur la cause de la non-infection de ces inoculés. Il interrogea les traditions populaires du canton, rapprocha de ses observations les récits des gros propriétaires (1), et fut naturellement conduit à consulter lui-même la nature sur un phénomène si nouveau pour lui, et si extraordinaire dans ses résultats.

Dans les saisons humides, ou bien après de longues fatigues, les chevaux sont fréquemment atteints d'une maladie qu'on appelle le *javart*,

_____

(1) Les fermiers en louant des domestiques, choisissent de préférence ceux qui ont eu la petite vérole. Cela paroît tenir à deux causes : la première sans doute est afin de ne point s'exposer à avoir chez soi une maladie aussi dégoûtante et aussi contagieuse que la petite vérole : la seconde est que les individus variolés étant inhabiles à contracter le *cowpox*, on n'a pas à craindre qu'ils infectent les troupeaux, en portant d'une vache à une autre une maladie qui diminue leur rapport.

(*the grease*), ou les *eaux aux jambes*. C'est une tumeur inflammatoire qui leur vient au bas de la jambe, et qui suppure comme un gros furoncle. Dans les vastes plaines du Glocester, pays riche en pâturages, où les laiteries occupent beaucoup de monde, il arrive souvent que les mêmes hommes qui soignent les chevaux malades traient aussi les vaches, et leur communiquent, par le contact du pus resté sur leurs mains, une maladie qu'elles transmettent à leur tour aux autres personnes qui les traient : de cette manière la maladie se propage tellement, que tout le troupeau en est atteint, ainsi que tous les domestiques attachés à la laiterie.

Cette maladie, nommée *cowpox*, entée, ou plutôt inoculée ainsi à la vache, se manifeste sur le trayon par des pustules irrégulières, d'abord d'un bleu pâle, ou livides, qui s'entourent d'une efflorescence érysipélateuse. Ces boutons sont engagés dans le cuir, ils y entrent profondément, ils y font des *creux*, et c'est là un des traits les plus prononcés qui les distinguent des autres espèces de pustules qui sont toujours superficielles. Ces tumeurs dégénèrent souvent en ulcères phagédéniques, très-difficiles à guérir ; mais c'est une suite du frottement de la main, qui en maniant le pis de la vache déchire le bouton, et s'oppose à la cicatrisation. Pendant le développement des symptômes inflammatoires, l'animal éprouve un léger accès fébrile , la secrétion du lait est moins abondante ou nulle (1), et tout ce trouble ne dure que quelques jours. Lorsque cette éruption se déclare dans un troupeau, on ne voit point l'animal qui en est atteint, languir, refuser la nourriture , se tenir à l'écart, et donner aucun de ces signes funestes qu'on observe lorsqu'une épizootie ravage les campagnes. Les fermiers ne remarqueroient souvent pas cette maladie, si leurs domestiques ne la prenoient pas, et si la secrétion du lait n'étoit pas diminuée par la fièvre qui accompagne ces pustules.

On a observé que les vaches laitières sont les seules sur lesquelles la maladie paroît : ce n'est pas que cet état soit nécessaire au développement de l'éruption ; mais celles qui donnent du lait sont seules exposées à l'infection. La personne qui les trait, les inocule , en portant sur leurs mamelles la matière du bouton qui s'est développé sur un seul animal (2). Aussi les vaches qui n'ont pas de

______

(1) On pourroit peut-être attribuer la moindre quantité de lait que les vaches donnent alors , à la douleur qu'elles éprouvent quand on les trait ; car elles paroissent avoir quelque empire sur la secrétion du lait ; c'est un fait connu dans les fermes , qu'une personne qui a la main douce en les trayant , en tirera plus de lait que celle qui les traira plus rudement. *Aikin* , p. 8.

(2) Une observation assez longue a montré que parmi les vaches comme parmi les hommes , ce mal n'est point

lait sont entièrement exemptes de cette maladie, quoique vivant dans les mêmes pâturages que celles qui en sont le plus fortement infectées.

Cependant la maladie se communique pour l'ordinaire aux hommes et aux femmes *non variolés* qui traient les vaches dans cet état. Elle commence à l'endroit dénué de peau qui a été en contact avec l'ulcère, par une légère tumeur rouge circulaire, déprimée au centre, et bornée par un bourrelet vésiculaire un peu bleuâtre qui se remplit d'une sérosité très-limpide. A cette époque c'est un bouton bientôt circonscrit par une aréole plus ou moins étendue. C'est alors que souvent l'individu éprouve par suite de l'absorption, des douleurs subaxillaires, de légers frissons, quelques baîllemens, des nausées légères, et rarement le vomissement.

Lorsque consécutivement à une inoculation accidentelle ou artificielle du *cowpox*, cet appareil de symptômes se rencontre sur un individu qui

---

contagieux ; l'air ne porte pas le virus qui le reproduit ; et même pour qu'il se communique d'un animal à un autre, il faut que la matière soit appliquée sur une partie dépouillée de peau, ou recouverte d'un épiderme extrémement mince. Souvent le troupeau entier d'un propriétaire est affecté de cette maladie, tandis que celui du voisin, qu'une haie ou un fossé étroit sépare à peine, en est exempt.

n'a pas eu la petite vérole, il est à jamais exempt de cette dernière maladie.

Cette importante vérité est une conséquence des observations de Jenner. Il ne l'annonce qu'en citant des faits dont l'authenticité ne peut être révoquée en doute ; et nous extrairons de son ouvrage (1) les principaux qui la confirment.

Un domestique du comte de Berkeley eut, en 1770, le *cowpox*. On lui inocula à plusieurs reprises et sans succès la petite vérole, en 1795.

Une femme qui avoit eu, vingt-sept ans auparavant, le *cowpox*, soigna son enfant dans une petite vérole ordinaire, et se la fit inoculer, sans succès, aux deux bras.

Un homme qui avoit eu le *cowpox* à neuf ans, se fit inoculer sans succès la petite vérole à soixante-deux, c'est-à-dire après cinquante-trois ans.

Même effet obtenu sur une femme, trente-un ans après qu'elle avoit eu le *cowpox*.

Tous les pauvres du village de Tortworth furent inoculés en 1795 par M. Henri Jenner, chirurgien de Berkeley. Huit d'entreux avoient eu le *cowpox* dans différentes périodes de leur vie, et ne contractèrent point la petite vérole, quoiqu'ils demeurassent constamment avec les autres inoculés.

Dans tous ces cas on s'étoit parfaitement assuré

_____

(1) *An inquiry in to the causes and effects, of the variolœ vaccinœ ; in-4°. London*, 1798.

que les individus dont il est question n'avoient point eu la petite vérole avant de subir les tentatives qu'on fit pour la leur donner. Cette certitude seroit peut-être difficile à avoir dans une grande ville ou dans un canton très-peuplé; mais à Berkeley, où la population est très-petite, et où l'on tient note, avec beaucoup de soin, de ceux qui ont eu la petite vérole, il n'y avoit aucun risque d'inexactitude à cet égard.

La découverte de Jenner, l'origine qu'il attribuoit au *cowpox*, le désir d'ajouter encore quelques faits à ceux qu'il avoit observés, furent autant de motifs qui éveillèrent l'attention des autres médecins anglais.

Pearson et Simmons renouvelèrent séparément les expériences de Jenner, obtinrent la même série de symptômes sur tous les sujets qu'ils soumirent à la vaccination; ils reconnurent le même effet préservatif chez tous ceux auxquels on inocula la petite vérole, et furent les premiers qui, à Londres, de concert avec le docteur Woodville, proclamèrent les heureux résultats de la découverte de Jenner.

Mais en adoptant les conséquences que ce médecin avoit su tirer de ses observations, ils ne se sont point astreints à une condescendance aveugle. L'origine du *cowpox*, que Jenner attribuoit au javart, ne leur parut point prouvée, et leurs ex-

périences sembleroient donner à leur opinion un
caractère de vérité auquel on refuseroit difficile-
ment d'ajouter foi, si Jenner lui-même n'en eût
fait avant eux qui paroissent infirmer celles de ses
contradicteurs.

Il seroit imprudent d'oser prononcer sur des
faits dont nous n'avons pu être témoins en France.
Nos vétérinaires n'ont pas des occasions très-fréquentes d'observer le javart, ils ne connoissent
point encore le *cowpox*. Sans oser décider le
fond de la question, il est possible d'adopter un
avis fondé sur les épreuves qui paroîtront les
plus exactes, sur les raisonnemens qui seront les
plus justes, et sur les conséquences les plus naturellement déduites. Je me bornerai donc à présenter les raisons pour et contre, et sans porter
un jugement sur la véritable origine du *cowpox*, je me permettrai d'indiquer l'opinion qui
me paroîtra la plus vraisemblable, et la plus soli-
dement appuyée.

Pearson a vu le *cowpox* se manifester dans plusieurs fermes, quoiqu'il n'y eût point de chevaux.
Dans d'autres où cette maladie a été observée,
aucun cheval ne fut attaqué de javarts, et les domestiques employés à traire les vaches n'en ont
pansé aucun. Il en conclut que le *cowpox* est une
affection particulière à la vache, et qui ne lui est
point communiquée par le cheval.

Simmons étaye la même opinion sur des faits; il modifie les expériences, les multiplie; et d'après les observations suivantes, il conclut que le javart ne produit point de maladie chez les vaches.

1°. Il prit dans les ulcères d'un cheval qui avoit les talons fort enflammés, quelques heures après les premiers symptômes de la maladie, et avant qu'on eût fait aucun pansement, un fluide très-liquide, clair et jaunâtre. Il l'inocula à trois enfans. Le cinquième jour les piqûres étoient guéries. Tous trois furent ensuite inoculés de la petite vérole, et la contractèrent.

2°. Même expérience sur trois autres enfans avec le fluide ichoreux et brunâtre qui se trouvoit abondamment dans le talon très-enflammé d'un cheval atteint du javart depuis trente-six heures. L'inoculation de la petite vérole ne produisit aucun effet.

3°. Il inocula le même fluide sur le trayon de trois vaches, et ne leur communiqua aucune maladie, quoiqu'on fût presque assuré qu'elles n'avoient pas encore eu le *cowpox*.

4°. Il inocula sans succès la petite vérole à deux autres vaches.

Jenner appuie son opinion sur les observations et les expériences suivantes. Le *cowpox* est inconnu en Ecosse, en Irlande et en Autriche, où on n'emploie aucun homme dans les laiteries. De même qu'on ne voit point le javart dans la sécheresse, on ne voit point non plus le *cowpox*. Aussi cette dernière maladie cessa en 1796; mais l'humidité du printemps de 1797, rendit le javart plus fréquent; consécutivement les troupeaux du comté de Glocester furent de nouveau infectés du *cowpox*. La maladie commença par une jument ; les domestiques qui la pansoient eurent des ulcères aux mains. Un d'eux employé à traire les vaches leur communiqua l'infection, et elles commencèrent à être malades dix jours après les premiers pansemens des chevaux.

Jenner inocula de la matière prise sur ce domestique, à un enfant qui eut tous les symptômes de la vaccine ; des circonstances imprévues l'ont empêché de lui inoculer ensuite la petite vérole. Il inocula le *cowpox* à un autre enfant, qui ensuite inoculé de la variole ne la contracta pas. Il inocula avec le vaccin de ce dernier un autre enfant sur lequel il produisit la même maladie et le même effet préservatif.

Un érysipèle survenu à la cuisse d'un jeune poulain se termina par trois ou quatre abcès. Le domestique qui les pansoit trayoit les vaches : toutes eurent le *cowpox* qui se communiqua ensuite à d'autres domestiques.

Ajoutons à tous ces faits cités par Jenner, qu'en

Angleterre les inoculateurs ont remarqué que lorsqu'on inocule des serruriers (qui dans la campagne font presque tous l'office de maréchaux ferrans), l'inoculation manque souvent, ou ne leur communique qu'une petite vérole anomale et imparfaite.

Il sembleroit que Jenner a suivi dans ses observations une marche plus régulière. Ce rapport dans les saisons où règnent le javart et le *cowpox* (1), la contagion des vaches consécutive aux pansemens du javart, l'inaptitude qu'ont les maréchaux à contracter la petite vérole, sont autant de faits qui militent en sa faveur, mais dont tout le poids ne peut résister à l'expérience de Simmons qui inocula sans succès le javart à une vache.

Woodwille reprit toutes ces expériences. Il inocula sans succès plusieurs vaches avec le pus du cheval pris dans tous les périodes de la maladie; il répéta la même expérience sur l'homme, et n'obtint aucun effet. Il en conclut que le *cowpox* est une maladie particulière à la vache, qu'il n'y a aucun rapport entr'elles, et que Jenner avoit été

----

(1) Le docteur Sacco, de Milan, qui a trouvé le *cowpox* dans la République Cisalpine, ne croit pas qu'il ait aucun rappport avec le javart, qui cependant est très-commun dans les environs de Milan. Il me semble au contraire que ce rapprochement doit encore confirmer l'opinion de Jenner.

induit en erreur précisément par l'extrême sagacité de son esprit et sa promptitude à saisir et observer toutes les circonstances qui accompagnent un phénoméne.

Mais le défaut de succès dans ces expériences ne me semble pas détruire l'opinion dont il s'agit, s'il y a des cas où cette espèce d'inoculation a réussi. Des renseignemens très-récens nous ont appris qu'à Londres, M. Tanner, chirurgien vétérinaire, a réussi à produire la vaccine sur le pis d'une vache avec le virus du javart, en l'appliquant sur une plus grande surface, que dans l'inoculation avec la lancette.

Jenner a écrit au docteur Decarro, en date du 23 janvier 1801 (3 pluviose), que chaque jour et de tous côtés, il apprend de nouveaux faits qui tendent à confirmer sa conjecture, que le *cowpox* provient originairement du javart. Il s'explique à ce sujet de la manière suivante. « Le domestique d'un fermier de mon voisinage étoit occupé deux fois par jour à panser un cheval nouvellement atteint de crevasses au bas de la jambe, dont il sortoit une sérosité très-limpide. Le jeune homme avoit des ulcères à chacun de ses petits doigts. Ces ulcères prirent le caractère de la vaccine, et il en fut assez incommodé. Trois mois après, on lui inocula la petite vérole, qu'il n'avoit certainement jamais eue, non plus que la vaccine. On l'inocula aux deux bras avec un virus très-actif, mais cette inoculation ne produisit aucun effet ».

Un chirurgien du département de la Drôme me semble avoir fait une expérience au moins aussi décisive. Il imprégna des fils, de la sérosité du javart, l'inocula à une vache sur un seul pis, en y faisant une légère incision sur laquelle il appliqua deux bouts de fil, contenus par un emplâtre de taffetas gommé. Quatre jours après, il y avoit un bouton de la grosseur d'un petit pois, auquel succéda une vésicule plus large, très-applatie, et en apparence pleine de sérosité. En voulant l'inoculer à un enfant, on fut très-étonné de n'y voir que du sang (1).

Il ne doit rester aucune incertitude sur l'origine du *cowpox;* des faits multipliés, des expériences suivies, des liaisons certaines entre les phéno-

---

(1) Le docteur Odier ne regarde pas l'apparition du sang dans la vésicule comme une preuve que ce n'étoit pas un bouton vaccin. Il a vu très-fréquemment du sang sortir de la vésicule vaccine la mieux caractérisée sur le bras d'un enfant, sans que cette apparence empêchât le succès de la vaccination. Il pense que la rupture de quelques vaisseaux sanguins peut colorer la sérosité sans la dénaturer. Aussi il regrette beaucoup qu'on n'ait pas achevé l'expérience, par l'inoculation de cette matière sanguinolente.

mènes du *cowpox* et ceux du javart, lèvent tous les doutes à cet égard. Au reste, si les médecins ont encore sur cette partie de l'histoire de la vaccine, une opinion différente, au moins s'accordent-ils sur des faits très-importans, et dont chaque jour vient confirmer l'exactitude. Ces faits sont des résultats qui dérivent naturellement des ouvrages de Jenner, Pearson, Simmons et Woodwille ; on peut les indiquer dans les propositions suivantes :

1º. *La vaccine garantit de la petite vérole, quoiqu'elle se borne au bouton d'inoculation.*

2º. *Le vaccin, en passant d'un sujet à un autre, se reproduit sans éprouver d'altération.*

3º. *La vaccine ne se communique pas par ses effluves ; elle ne se propage que par la vaccination.*

Des conséquences si extraordinaires, si peu prévues par tout ce qu'on savoit en médecine, excitèrent vivement la curiosité et l'intérêt. Woodwille, médecin des inoculés de Londres, substitua dans son hôpital le vaccin au virus variolique ; Pearson fonda pour la vaccination une institution soutenue et dirigée par des souscripteurs, ainsi que le sont en Angleterre les établissemens publics les plus considérables. Les médecins et les chirurgiens les plus distingués de la Grande-Bretagne reconnurent généralement l'utilité de substituer cette inoculation à l'ancienne : l'Amirauté fit vacciner presque tous les élèves mousses ; le duc d'Yorck soumit à la même opération les soldats de la garde du roi qui n'avoient pas eu la petite vérole. Tous furent ensuite inoculés de la variole, et aucun ne la contracta.

Tant de succès, tant d'accord dans les expériences et les résultats, furent bientôt connus par les médecins des autres pays : à Vienne, un médecin vaccine ses trois enfans avec des fils que Pearson lui envoie de Londres. Bientôt le docteur Decarro suit cet exemple, vaccine ses deux fils, et leur inocule ensuite sans succès la petite vérole. Heim à Berlin, Sacco à Milan, Marshall à Naples, Lavater à Zurich, Moreschi à Venise, Tribolet à Fribourg, Stromeyer et Ballhorn à Hanovre, Scassi à Gènes, font inutilement des contr'épreuves sur des enfans que d'abord ils ont soumis à la vaccination. L'électeur, instruit de ces expériences, envoie à ses frais un chirurgien pour aller prendre sur les lieux où règnent la vaccine et le javart, des informations précises sur ces deux maladies. Le comte François-Hugues de Salm forme à Brun en Moravie une société pour la propagation de la vaccine. Il encourage cette nouvelle pratique par deux prix accordés aux médecins qui inoculeront la vaccine au plus grand nombre d'enfans pendant l'année 1801. S. E. Mylord comte d'Elgin, ambassadeur d'Angleterre près de la Sublime Porte, s'acquitte en partie des obligations que l'Europe avoit contractées envers la Turquie : il introduit la vaccine à Constantinople, commence par la faire inoculer à son fils unique, le 23 décembre 1800, et se montre digne de succéder à mylady Wortley-Montagu.

A Genève, les docteurs Odier, Dunant, Colladon, vaccinent au milieu d'une épidémie varioleuse des plus meurtrières; ils associent leur ministère à celui du sacerdoce, font publier par les ministres protestans des instructions qui se délivrent dans les temples aux parens qui font baptiser leurs enfans(1), et parviennent à arrêter les progrès de la petite vérole.

____

(1) « Il est beau de voir les ministres du culte faire servir ainsi l'ascendant que leur donne leur ministère à dissiper les préjugés, à répandre les vérités utiles, et à rendre à leurs paroissiens un service aussi éclatant que celui de mettre leurs enfans à l'abri d'une contagion également meurtrière et inévitable. C'est ainsi que dans les Indes, les Bramines descendent tous les printemps des montagnes pour inoculer, au nom du Dieu de miséricorde qu'ils adorent, ceux des Fidèles qui n'ont pas eu la petite vérole. C'est ainsi que les Jésuites missionnaires dans le Brésil et dans le Paraguay, arrachèrent par l'inoculation un immense nombre de victimes à cette maladie que les Européens leur avoient apportée, et qui

A Berne, on ouvre une souscription pour faire venir de Genève un vaccinateur expérimenté, qui puisse amener avec lui un enfant récemment vacciné.

A Linières, les habitans entraînés par l'exemple et les discours de leur pasteur, font tous et sans distinction, vacciner leurs enfans. Dans le *Val de Travers* où la petite vérole commençoit à se manifester d'une manière effrayante, on la repousse par la vaccination en masse.

A Francfort, à Hanovre, à Vienne, à Berlin, même zèle, même succès.

A Paris une souscription proposée par M. la Rochefoucault-Liancourt, subvient aux frais d'un éta-

---

désoloit ces malheureux pays » (*Note du prof. Odier*, Bibl. britann. vol. xv, page 368).

Cet exemple a été suivi dans quelques contrées. Un curé d'Allemagne, après avoir lu tout ce qui a paru sur la vaccine, est monté en chaire, a peint au naturel les ravages de la petite vérole, les bienfaits de la vaccine, et soulagea la conscience de ses paroissiens, en leur faisant sentir que ce n'étoit point agir contre les intentions de la Providence, que de se préserver d'une maladie, de quelque manière que ce fût. Ce discours produisit un excellent effet. Un curé des environs de Dax, aussi vénérable par son âge que par ses vertus, engage également en chaire ses paroissiens à profiter du préservatif que la Providence leur envoie.

blissement où se renouvellent et s'épurent les observations des Anglais. Un comité nommé par les
souscripteurs, répète toutes les expériences, s'environne, par une sage lenteur, de la considération
publique, multiplie les vaccinations, réitère les
contr'épreuves, cherche la vérité à travers les déclamations exagérées des anti-vaccinistes, et de la
trop active pétulance des partisans de cette nouvelle.
pratique. Le préfet fonde un hospice central, spécialement consacré à la vaccination; il en confie
le soin au comité qui depuis un an s'occupe de
cette découverte. La Société de Médecine du
Louvre, jalouse de contribuer à répandre les bienfaits de cette nouvelle pratique, vaccine gratuite-
ment tous les pauvres. Les bureaux de bienfaisance des douze municipalités suivent l'impulsion
que leur donne le comité, et favorisent la vaccination dans leurs arrondissemens respectifs.

A Reims, pendant une épidémie varioleuse
terrible, un comité médical se forme par les soins
de celui de Paris; il reporte la vaccine à sa source;
il inocule une vache, reprend sur elle le vaccin
qui aujourd'hui est disséminé dans toute la ville,
naturalisé à Saint - Dizier, Charleville, Stras-
bourg, et s'assure un rang distingué dans l'histoire de la vaccine. Ses travaux, d'abord arrêtés
par les obstacles qui environnent les institutions
nouvelles, reprennent plus d'activité par une au-

torisation particulière du Ministre de l'Intérieur. Presque toutes les villes de France adoptent la vaccination : presque toutes sont à présent des foyers de vaccine. Déjà on est parvenu à un degré de conviction tel, qu'on peut prédire que dans quelques années la petite vérole sera inconnue dans toutes les villes où la vaccine aura été propagée.

Aujourd'hui les bons esprits, les hommes dégagés de préjugés, ceux qui ne se refusent point à l'évidence, et qu'un entêtement déraisonnable n'aveugle point, croyent à la vérité des faits recueillis par les médecins qui se sont occupés de la vaccine. Ceux dont les intérêts se trouvent lésés, ou dont les opinions sont froissées par cette découverte si belle et si extraordinaire, n'adopteront point une pratique que l'on veut pour ainsi dire *populariser*, et qui par conséquent contrarie les projets de fortune qu'ils ont pu former.

Mais la raison, plus forte que les petites passions, le temps, plus sage que tous les systèmes, applaniront les obstacles que l'intérêt et l'ignorance opposent toujours aux découvertes utiles. La foible résistance qu'a éprouvée l'introduction de la vaccine en France, la petitesse des moyens qu'on a employés pour la faire échouer, la nullité absolue de ses antagonistes (1), la défaveur dont ils se sont cou-

---

(1) Il est curieux d'opposer les noms des Vaume,

verts eux-mêmes, la sagesse et le désintéressement des médecins qui la propagent, doivent rassurer tous les amis de l'humanité sur le succès d'une découverte essentiellement liée au bonheur des peuples et à l'intérêt des gouvernemens.

Dufay, Tapp, Chapon et Verdier, à ceux des Thouret, Hallé, Sabatier, Pinel, Corvisart, Guillotin, Andry, Jeanroy, J. J. Leroux, etc.

CHAPITRE SECOND.

Description de la maladie ; vraie et fausse Vaccine. Accidens, innocuité, avantages de la Vaccine. Manière de vacciner; conservation et transmission du Vaccin. Son analyse.

§ Ier. *Vraie Vaccine*

L E tableau régulier et complet d'une maladie, ne peut se tracer qu'après avoir décrit jour par jour, quelquefois avec des circonstances superflues, ou avec un défaut d'ordre dans les traits principaux, les histoires particulières des maladies isolées. Cette sorte de notes ingénieusement comparée par Baglivi à l'échafaudage qu'on dresse pour élever un édifice, et qu'on fait disparoître après que l'édifice est élevé (1), doit nécessairement être employée par celui qui veut donner une description exacte de la vaccine. Les docteurs Jenner, Simmons, Pearson, Woodwille, Odier, Aubert, etc., ont adopté cette méthode, et nous ont laissé des descriptions très-bien faites de cette maladie.

____

(1) *Pinel. Nosographie philosophique. Méthode d'observer en médecine.*

J'essaierai cependant d'ajouter quelques traits au tableau qu'ils ont tracé avec tant de précision.

On peut reconnoître dans la vaccine trois périodes bien distinctes, que je désigne sous les noms de *période d'inertie, période d'inflammation, et période de dessiccation.*

1°. La première, qui s'étend depuis l'instant de la vaccination jusqu'au troisième ou quatrième jour, est caractérisée par une absence totale de travail dans la partie vaccinée ; on n'y observe aucun changement ; la petite cicatrice qui résulte de l'ouverture de la peau, ne présente aucune différence de celle qui seroit le produit d'un instrument non chargé de vaccin. Pendant toute cette période la maladie reste silencieuse.

2°. A la fin du troisième jour, ou dans le cours du quatrième commence la période inflammatoire ; on sent distinctement au toucher une légère dureté dans le tissu de la peau qui forme le bord de la petite cicatrice ; on peut observer à l'œil nu, à l'endroit de la piqûre, une teinte d'un rouge clair, et de l'élévation ; le cinquième jour la cicatricule paroît se coller sur le corps de la peau, l'élévation sensible la veille prend une apparence circulaire, une couleur plus rouge enveloppe la cicatricule, et le vacciné commence à sentir quelques démangeaisons. Le sixième jour la teinte rouge s'éclaircit, le bourrelet, ou l'élévation circulaire, s'élargit et augmente, ce qui fait paroître la cicatricule plus déprimée ; un cercle rouge, d'une demi-ligne de diamètre, circonscrit le bouton. Le septième jour, la totalité du bouton augmente. Le bourrelet circulaire s'applatit, prend un *facies* argenté, la teinte rouge-claire qui le coloroit s'enfonce dans la dépression centrale, et continue à occuper dans un très-petit espace son bord extérieur. Le huitième jour, le bourrelet s'élargit, la matière secrétée en plus grande quantité soulève ses bords qui deviennent tendus, gonflés, et d'un blanc grisâtre. La dépression centrale prend une teinte plus foncée, et quelquefois reste de la même couleur que le bourrelet. Le cercle rouge très-étroit qui jusqu'à cette époque a circonscrit le bouton, commence à devenir plus rose ; il semble s'étendre comme par irradiation dans le tissu cellulaire voisin. Le neuvième jour, tout cet appareil prend un plus grand degré d'intensité, le bourrelet circulaire est plus large, plus élevé, et plus rempli de matière. Le cercle rouge dont les irradiations étoient semblables à des vergetures, prend une teinte rose plus uniforme, et mérite alors le nom *d'aréole*. Le dixième jour, on n'aperçoit pas un changement bien sensible dans le bouton, seulement le bourrelet circulaire s'élargit, l'aréole devient plus étendue et quelquefois est d'un diamètre d'un à deux pouces ; s'il y a plusieurs boutons, ordinairement toutes les aréoles se confondent pour ne former qu'une seule et même plaque. J'ai vu cette inflammation aréolaire envelopper circulairement tout le bras. La peau que recouvre l'aréole s'épaissit, on diroit qu'un érysipèle phlegmoneux occupe toute la portion de peau qui en est le siége (1). L'individu éprouve une chaleur mordicante, une démangeaison vive aux parties vaccinées, de la pesanteur aux bras, quelquefois une douleur dans les glandes de l'aisselle; rarement il a des nausées, plus rarement encore des vomissemens. On observe assez ordinairement un léger mouvement fébrile marqué par des pandiculations, des baîllemens, la pâleur et la rougeur alternatives de la face, l'accélération du pouls. Jamais cette fièvre n'est assez forte pour obliger le vacciné à garder le lit, et à changer son train de vie habituel. Le onzième jour, l'aréole, la tumeur vaccinale, le bourrelet vésiculaire, la dépression centrale, sont dans le même état que la veille, ou offrent une différence imperceptible. C'est alors qu'expire la période de l'inflammation. Pendant toute cette période, la liqueur vaccinale est logée dans les cellules du tissu cellulaire distendues par les progrès de l'inflammation, de la même manière que l'humeur

---

(1) Ce gonflement de la peau et du tissu cellulaire subjacent est nommé par Woodwille *tumeur vaccinale.*

vitrée du globe de l'œil est contenue dans la membrane celluleuse qui la soutient. Si on pique le bouton, au premier moment il n'en sort rien, ce n'est qu'un instant après qu'on voit paroître à l'ouverture une gouttelette très-limpide, bientôt remplacée par une autre; il semble que le tissu muqueux se gonfle sous l'épiderme, et se remplit d'une sérosité que le contact de l'air ou l'affaissement du bourrelet en exprime comme une éponge. Jamais le bouton ne se vide complétement, et cette observation très-importante suffit pour s'assurer que le vaccin est bon à prendre pour vacciner.

3°. Le douzième jour, la période de dessiccation commence. La dépression centrale prend l'apparence d'une croûte; la liqueur contenue dans le bourrelet circulaire, jusqu'alors limpide, et donnant à ce bourrelet une teinte argentée, se trouble, prend une teinte opaline. L'aréole s'efface, la tumeur vaccinale semble se retrancher sous le bouton, l'épiderme s'écaille. Le treizième jour, la dessiccation fait des progrès et marche du centre à la circonférence; le bourrelet circulaire jaunit, se rétrécit à mesure que la dessiccation s'opère au centre : si on l'ouvre il se vide en entier, et fournit une matière trouble, jaunâtre, puriforme ; il semble que le travail inflammatoire ait détruit les membranes qui formoient les cellules, et ait converti le bouton, jusqu'alors cellu-

leux., en une véritable vésicule. Il est environné
d'un cercle d'une teinte légèrement pourprée ; la
tumeur vaccinale existe sous toute la portion de
peau subjacente au bouton et au cercle pourpre.
Le quatorzième jour, la croûte prend la dureté
de la corne, et une couleur fauve analogue à celle
du sucre d'orge ; elle semble se former par la
concrétion insensible de la matière contenue dans
le bourrelet vésiculaire, qui se rétrécit chaque
jour ; le cercle qui l'environne diminue de largeur,
et suit l'ordre du décroissement de la tumeur vaccinale. Du quatorzième au vingt-troisième jour et
suivans, la croûte solide, dure, polie et douce au
toucher, prend une couleur plus foncée, appro-
chant de celle du bois d'acajou. Elle conserve presque toujours au centre la dépression que l'on a
remarquée lors de la formation du bouton ; à mesure que la tumeur vaccinale s'affaise, cette croûte
proémine davantage au-dessus du niveau de la
peau ; elle tombe du vingt-quatrième au vingt-sep-
tième jour, est quelquefois remplacée par une
autre de couleur légèrement jaune, mais le plus
souvent laisse à nu une cicatrice profonde, semblable aux dépressions que laisse après elle la petite vérole.

Telle est la marche la plus ordinaire de la vaccine, celle au moins qu'il m'a été possible de tracer
d'après les détails les plus exacts recueillis sur deux

cent cinquante vaccinés, et d'après les descriptions des auteurs anglais.

Cette série de symptômes n'est pas tellement invariable, qu'il ne se rencontre quelquefois des irrégularités dans leur développement : ainsi le Comité médical de Reims a vu la période d'inertie se prolonger jusqu'au vingt-deuxième jour ; tandis que dans quelques vaccinés l'élévation de la piqûre a commencé à être sensible à la fin du deuxième jour.

J'ai observé plusieurs fois, et d'autres vaccinateurs l'auront remarqué sans doute, que la période inflammatoire étoit totalement révolue à la fin du huitième jour, quoiqu'elle n'eût commencé que le quatrième. Si la croûte est enlevée dans les premiers jours de sa formation, il n'est pas rare de lui voir succéder un ulcère qui fournit une suppuration abondante, et d'une guérison quelquefois difficile. On a vu quelquefois des boutons avoir une apparence purulente, une disposition marquée à s'ulcérer, même sous la croûte qui tombe et se reproduit dans ces cas plusieurs fois de suite.

Souvent aussi, à l'époque où le bourrelet circulaire rétréci par la croûte qui se forme au centre, commence à jaunir, et où la matière qu'il contient prend un aspect purulent, ce bourrelet se crève, se vide, et laisse suinter du pus dont l'écoulement dure pendant plusieurs jours.

La réunion de plusieurs races d'hommes dans l'Institution nationale des Colonies, a offert à mon estimable ami le citoyen Dupuytren, chef des Travaux anatomiques à l'Ecole de Médecine de Paris, des observations nouvelles. Il a transmis le vaccin des blancs aux mulâtres et aux noirs, celui des mulâtres aux blancs et aux noirs, et celui de ces derniers aux mulâtres et aux blancs. Chez tous, la maladie a offert, à de très-légères différences près, les mêmes symptômes.

Chez les noirs et les mulâtres la vaccine, également bénigne, se développoit à la même époque que chez les blancs; mais elle parcouroit les périodes d'inflammation et de dessiccation avec plus de rapidité. On voyoit, dès le sixième jour, la vésicule se déchirer, et laisser échapper quelques gouttelettes de vaccin transparent qui, employé sur le champ, ou desséché, a dans tous les cas donné une vraie vaccine.

Chez les noirs, la peau qui étoit le siége de l'inflammation aréolaire, ne se distinguoit de celle des parties voisines, que par une teinte cuivrée et une élévation parfaitement circonscrite pendant toute la période inflammatoire.

A l'instant où j'écris, j'observe une vaccine d'une apparence très-extraordinaire, et qui n'a point encore été décrite. La période d'inertie est complète. L'inflammation suit sa marche jusqu'au septième jour, le bourrelet se forme, commence à s'argenter, la dépression centrale se prononce; et tout à coup le septième jour le bouton prend un aspect purulent, devient d'un blanc de lait, et s'élève en pointe. Un bouton inférieur à celui que je viens de décrire, suit la marche ordinaire jusqu'au huitième jour. A cette époque, des points de suppuration se manifestent dans le bourrelet déjà argenté, qui bientôt devient purulent. Le jour même l'élévation de ces boutons disparoît, ils se dépriment de nouveau, le bourrelet reste purulent, conserve sa texture celluleuse, l'aréole et la tumeur vaccinale se développent, et la maladie suit dans son décroissement la marche de la vraie vaccine.

Tous ces écarts, toutes ces anomalies intéressent sans doute le praticien, doivent être connus de lui, mais ne diminuent point la propriété préservatrice.

Ainsi toutes les fois qu'après le troisième jour les symptômes inflammatoires commenceront à paroître, que le bourrelet circulaire existera au tour d'une dépression centrale, qu'il prendra une teinte argentée, qu'il s'enveloppera d'une aréole, qu'une induration et une élévation circonscrite de la peau (*tumeur vaccinale*) occuperont le dessous du bouton vaccinal et de l'aréole, on est assuré que, quelles que soient les circonstances subséquentes, la vaccine est essentiellement vraie, qu'elle est préservatrice (1).

§ II. *Vaccine fausse ou bâtarde.*

Il n'en est pas de même d'une autre espèce de maladie, analogue à celle que nous venons de décrire, se reproduisant comme elle, ayant avec elle des caractères communs, mais ne jouissant pas de la propriété préservatrice.

La vaccine fausse ou bâtarde a été d'abord observée à Vienne, ensuite à Genève ; et c'est le docteur Odier qui en a donné la première description dans la Bibliothèque britannique.

J'admets deux espèces de fausse vaccine : l'une est celle qui se développe sur un individu qui a déjà eu la petite vérole ; l'autre est le produit d'une irritation physique sur un individu non variolé, qu'on a vacciné. Ces deux espèces m'ont paru très-distinctes dans leur marche, dans leur aspect. Il est très-important de les reconnoître, parce que la première se reproduit sans préserver de la petite vérole, et qu'on est exposé fréquemment à pro-

______

(1) *C'est essentiellement dans l'effet local de la vaccine, que gît le préservatif,* dit **Jenner** ; *peu importe qu'elle produise ou non des symptômes d'indisposition générale, pourvu que le bouton suive régulièrement son cours.* Bibl. britann. *vol. XVI, p.* 287.

‘duire la seconde lorsque le vaccin est envoyé à des médecins qui veulent naturaliser la vaccine dans le pays qu'ils habitent.

Première espéce. Le docteur Decarro, à Vienne, vaccina une personne qui avoit eu la petite vérole, et produisit sur elle l'espèce de vaccine que le docteur Aubert a très-bien décrite dans son rapport.

« Dès le second jour, au plus tard le troisième, la piqûre s'enflamme, il se forme tout de suite une vésicule très-irrégulière, qui commence à sécher le sixième jour; elle ressemble à un bouton ordinaire, ou quelquefois à une simple plaie. La croûte est toute formée le huitième ou neuvième jour; l'aréole n'existe pas toujours. Elle est quelquefois aussi vive, aussi étendue que peut l'être celle qui entoure la vraie tumeur; elle dure tout aussi long-temps, seulement elle paroît de meilleure heure : la démangeaison qu'elle occasionne est très-forte, les aisselles sont douloureuses, les glandes axillaires enflées. Il n'est pas rare que le malade ait mal à la tête ou quelques accès irréguliers de fièvre. Quoique ce bouton quelquefois ressemble, en petit, beaucoup à la vraie vaccine, ses bords ne sont jamais élevés en bourrelets, ils sont applatis, inégaux, ils ne sont pas tendus et gonflés par la matière contenue; cette matière, d'ailleurs beaucoup moins abondante donne au bourrelet une teinte qui n'est point argentée, mais légèrement jaunâtre. Elle n'est limpide que pendant un espace de temps très-court ; quelquefois même il est difficile de saisir ce moment, l'on n'aperçoit ou l'on ne peut recueillir qu'une humeur purulente. On ne peut pas donner à ce bouton le nom de tumeur, car il n'y a point d'élévation dans les chairs qui l'environnent ; il n'y a pas cette induration circonscrite qui fait la base de la tumeur de la vaccine : s'il y a de la tension autour de la plaie, elle est irrégulière et superficielle ; aussi ce bouton ne laisse pas de cicatrice, mais seulement une tache à la peau. Cependant la croûte qui s'est formée de si bonne heure, ne tombe pas plutôt que celle de la vraie vaccine ; elle présente quelquefois le même aspect, avec cette seule différence qu'elle est moins large, moins épaisse. La période inflammatoire est très-rapide, et la dessiccation l'est encore davantage.

» On recueillit le pus de cette espèce de vaccine, on le porta à Genève. On en inocula un enfant : ce pus produisit le même genre d'inflammation qui l'avoit créé. On suivit les inoculations avec la matière ainsi successivement reproduite, jusqu'à la dixième génération : le résultat fut toujours le même, tellement qu'on a été en droit de considérer cette affection locale, non point comme le simple effet de l'insertion d'une matière purulente quelconque, mais comme étant produite par un virus, *sui generis.*

» Les traits qui distinguent la petite vérole volante de la petite vérole, ne sont pas aussi prononcés : il suffit de lire la description que le docteur Odier a donnée des effets de ce venin apporté de Vienne. A cette époque ce célèbre médecin n'avoit pas encore réussi à introduire la vaccine dans Genève ; il ne la connoissoit que par les ouvrages des Anglais. Cependant lorsqu'il vit cette plaie qui se développoit dès le troisième jour, la rougeur et l'inflammation qui étoit toute formée au bout d'une semaine, et cette matière purulente qui suintoit dès le cinquième jour, ou même avant, il en conclut que cette maladie n'étoit pas celle que Jenner avoit décrite : il ne fut pas étonné lorsque les enfans sur lesquels ces symptômes rapides s'étoient développés, prirent la petite vérole ».

Rapprochons de ces faits l'avis très-formel que donne Pearson, de ne jamais prendre de vaccin sur un individu qui ait eu la variole, parce que cette circonstance peut le faire dégénérer, et lui ôter la faculté préservatrice ; et concluons que le vaccin pris à Vienne sur un individu variolé, puis envoyé à Genève par Decarro, avoit perdu sa propriété préservatrice ; que la vaccine si prompte qu'il a produite, bien que susceptible de se transmettre par la vaccination, et d'exciter chez tous les individus une inflammation très-précoce et très-étendue autour de l'incision, avec quelques symptômes d'infection générale, est la vaccine bâtarde, puisqu'elle ne garantit pas complétement de la variole, et qu'en dernière analyse la vaccine n'est préservatrice de la variole, que lorsque dans le nombre des individus au travers desquels on l'a transmise, aucun n'a eu la petite vérole.

Il ne faut pas croire que l'espèce de fausse vaccine dont je viens de tracer la marche, se déclare constamment chez les sujets variolés qu'on vaccine. Il arrive souvent que la vaccination ne produit aucun effet, et que les piqûres se sèchent promptement; mais je l'ai toujours observé lorsque le vaccin a eu une action sur les personnes qui se sont soumises à la vaccination, quoique certaines d'avoir eu la petite vérole, et sur celles qui ont voulu se servir de cette pierre de touche pour dissiper tous les doutes qu'elles avoient sur cette maladie.

La seconde espèce de fausse vaccine, celle que j'ai dit survenir par suite d'une irritation *physique* portée dans les piqûres faites lors de la vaccination, n'est observable que lorsque la vaccination a été faite sur un sujet non variolé, par le moyen des fils imprégnés de vaccin sec, ou par le vaccin desséché sur la lancette, ayant acquis une consistance, une solidité et un aspect vitreux. Dans ces deux cas, les fils et le vaccin lui-même agissent d'abord comme corps étrangers, et tous deux ensuite comme le vaccin frais. L'action qu'ils déterminent dans la partie où ils sont reçus est double; elle dépend en même temps de la dureté du fil, de la solidité, de la vitrosité du vaccin, puis du vaccin lui-même lorsque l'humidité de la partie l'a dissous.

Dès le jour même, ou dès le lendemain de la vaccination, on aperçoit une élévation de la portion d'épiderme qui recouvre le fil et le vaccin, une rougeur vive sur cette portion, et un suintement puriforme aux lèvres de la plaie. Le deuxième jour, la rougeur est beaucoup diminuée; la portion d'épiderme est blanche, plus saillante que la veille; et j'ai vu constamment une légère rougeur dans le tissu cellulaire, qui conscrit la petite plaie. Du deuxième au troisième jour, la portion d'épiderme convertie en bouton par la suppuration, et élevée en pointe, se crève, et laisse suinter un pus opaque, jaunâtre, auquel succède une croûte jaune qui tombe le cinquième ou sixième jour, et qui est suivie quelquefois d'un ulcère profond, difficile à guérir. Mais il reste à cette époque une rougeur assez intense, avec dureté dans le tissu cellulaire voisin, un léger gonflement de la peau, accroissement sensible du cercle rouge; en un mot, les même symptômes que ceux qui dénotent un commencement d'action du virus vaccin, mais jamais d'aréole ni de douleur subaxillaire.

Il est difficile de méconnoître dans le tableau que je viens de tracer, 1°. une action immédiatement dépendante du fil et du vaccin en état vitreux considérés comme corps étrangers; et 2°. un effet subséquent, qui est dû à une légère absorption du vaccin.

1°. Le vaccin sec et le fil sont le *spina Helmontii*, ces ennemis que la nature veut chasser en déterminant dans la partie où ils sont reçus un mouvement inflammatoire, puis une suppuration qui enchaîne l'action du vaccin. C'est ainsi qu'un caustique appliqué sur un chancre vénérien, peu d'heures après un commerce impur, produit une inflammation vive, prompte, qui annule quelquefois le virus syphilitique.

2°. La dureté du tissu cellulaire ambiant, sa rougeur, le gonflement de la peau, l'accroissement du cercle rouge, sont des symptômes qui du cinquième au sixième jour annoncent la vraie vaccine, dans tous les cas où la vaccination n'est compliquée d'aucune cause étrangère. Or, ici pourquoi refuserions-nous de croire qu'une portion du vaccin, amollie par l'humidité de la plaie, est absorbée par les vaisseaux de la partie, et que l'inflammation qui survient en conséquence de l'irritation *physique* produite par ces corps durs, diminue son action, et la circonscrit dans les étroites limites où il manifeste sa présence? Pourquoi n'attribuerions-nous pas à la même cause des effets absolument semblables?

Quant à moi, il m'est prouvé que les fausses vaccines qui paroissent aux piqûres dans lesquelles on a introduit et laissé un corps dur quelconque, soit le vaccin en état vitreux, soit le fil durci par le vaccin desséché, sont dues à l'irritation *physique* que produisent ces corps, et non point à une versatilité que les antagonistes de la vaccine supposent à la nature. Ne peut-on pas répondre de la manière suivante, à l'argument si spécieux qu'on répète par-tout: « Comment concevoir que la vraie vaccine donne une fausse vaccine » ? Cela tient au procédé dont on se sert pour vacciner; et toutes les fois qu'on vaccinera avec de la matière prise sur le sujet vacciné présent, c'est-à-dire de bras à bras, on ne sera pas exposé à donner une fausse vaccine. C'est ainsi qu'a Paris, dans toutes les vaccinations faites de cette manière, je n'ai pas entendu parler de fausses vaccines; et que dans deux cent trente-deux que j'ai pratiquées de bras à bras, je n'en ai eu que de vraies. (1)

---

(1) Les docteurs Sacco à Milan, Scassi à Gênes, Decarro à Vienne, ont développé la fausse vaccine de

Je suis cependant loin de prétendre que l'insertion par les fils soit toujours et essentiellement
suivie du développement d'une fause vaccine :
j'ai éprouvé le contraire ; et cet aveu ne détruit
pas la proposition que je viens d'avancer ; il en résulte simplement que, chez certains sujets, le fil
n'a pas produit une irritation aussi marquée que
chez d'autres. C'est une de ces variétés qui se ren-
contrent tous les jours dans la médecine, et qui
n'atténuent en aucune manière les règles générales sur l'action des corps irritans dans nos
parties.

J'ignore si cette seconde espèce de fausse vaccine jouit comme l'autre d'une propriété repro-
ductrice (1); je n'ai point fait d'expériences ca-

cette espèce, en inoculant avec des fils que le docteur
Odier leur avoit envoyés de Genève. *Biblioth. britann.*
vol. XVI, p. 203 *et* 204.

(1) Le docteur Odier, dans la *Bibl. Brit. vol. XVI*,
p. 285, décrit la même espèce de vaccine produite par
les fils imprégnés, à Vienne, du vaccin d'un sujet qui
avoit eu la petite vérole. Il a vu cette fausse vaccine
reparoître pendant dix générations successives, avec les
mêmes caractères, et toujours sans préserver de la petite
vérole. L'observation d'Odier n'éclaire pas la question,
puisque les fils dont il s'est servi étoient imprégnés du
vaccin pris dans une fausse vaccine de la première espèce, susceptible de transmission, c'est-à-dire survenue

pables de m'en instruire; mais je suis certain qu'elle n'empêche pas de contracter la vraie vaccine ; et par analogie je puis conclure qu'elle n'est point préservatrice de la petite vérole. Cette analogie est fondée sur les observations de Pearson, qui admet comme une des vérités fondamentales de l'histoire de la vaccine, qu'un individu vacciné est aussi peu apte à contracter de nouveau la vaccine que la petite vérole, et qu'un individu variolé ne peut contracter la vraie vaccine.

Doit-on admettre comme une troisième espèce de fausse vaccine celle que le docteur Odier a observée sur un enfant non variolé, pour la vaccination duquel on avoit employé le vrai vaccin dans un état purulent? Je ne le pense pas. La purulence produit une irritation *physique*, et empêche les effets *spécifiques* du vaccin , dans le cas où on supposeroit qu'une petite portion seroit délayée dans le pus qu'on pourroit alors regarder comme corps étranger. Cette fausse vaccine, que je n'ai jamais vue, doit jusqu'à présent être considérée comme de la deuxième espèce.

Ces réflexions sur la vraie et la fausse vaccine , prouvent évidemment que la vraie ne peut

---

à un individu variolé , et que la fausse vaccine dont je parle est produite sur un individu non variolé , par l'irritation purement *physique* survenue dans la plaie.

se développer qu'en vertu de l'irritation *spé-cifique* du vaccin introduit sous l'épiderme , et qu'alors seulement elle préserve de la petite vé-role ;

Que la fausse de la *première espéce*, quoique due à une irritation *spécifique ,* est produite par l'inaptitude constitutionnelle du sujet variolé à con-tracter la vaccine ; que le vaccin acquiert sur lui une altération dont on ne peut encore expliquer la nature , mais dont les effets sont confirmés par des expériences très-exactes ;

Que la fausse de la *deuxième espéce* est unique-ment le produit de l'irritation *physique* arrivée dans la plaie par l'introduction des fils desséchés , ou par l'insertion du vaccin lorsqu'il a pris une consistance vitreuse ;

Enfin que la fausse vaccine en général ne pré-serve point de la petite vérole.

§ III. *Accidens qui peuvent arriver dans la Vaccine.*

Deux genres d'accidens accompagnent quel-quefois la vaccine. Ils sont locaux ou généraux.

1°. Jenner et le docteur Sacco ont eu des occa-sions fréquentes d'observer dans la vaccine con-tractée par le *cowpox ,* que le bouton se creuse et se convertit en un ulcère rongeant , dont l'irrita-tion produit beaucoup d'inflammation et quelquefois des symptômes graves (1). Il arrive souvent aussi que l'aréole qui circonscrit le bouton vaccin, occupe une très-grande étendue, que la peau qui en est le siége prend une densité considérable, et s'élève au-dessus du niveau du membre. Cet engorgement inflammatoire de la peau pénètre jusque dans le tissu cellulaire, et ressemble beaucoup à un érysipèle phlegmoneux. La chaleur de cette partie est très-vive, les mouvemens du bras sont gênés, la peau de tout le membre est tendue, et le vacciné a un léger mouvement de fièvre, souvent aussi de la douleur dans les glandes subaxillaires. On voit souvent cette aréole érysipélateuse se couvrir de petits boutons qui ne viennent point en suppuration, et qui disparoissent avec l'érysipèle. Ils durent ordinairement un jour ou deux, et n'offrent jamais de symptômes graves. J'ai déjà rencontré plusieurs fois cet érysipèle ; il s'est dissipé sans avoir eu besoin de recourir aux

____

(1) *Further observations on the variolæ vaccinæ. by. E. Jenner. London*, 1799.

Jenner et Sacco ont observé constamment dans les premières inoculations faites d'après la vache, une couleur brune et livide au centre du bouton. Cette lividité disparoît, lorsque le vaccin a été successivement reproduit d'un individu à l'autre, jusqu'à la troisième ou quatrième génération.

lotions d'acétite de plomb recommandées . par quelques Anglais et par le docteur Odier.

2°. Les accidens généraux qu'on voit paroître dans la vaccine sont des éruptions rosacées, des éruptions miliaires, et des éruptions varioleuses.

L'éruption rosacée consiste dans l'apparition de taches rouges sur différentes parties du corps. Ces taches, semblables à celles de la fièvre *urticaria*, mais sans ampoules, ne se sont manifestées qu'après l'efflorescence ; elles ont été tout-à-fait fugitives, n'ont été accompagnées d'aucun mal-aise, et ne se sont point transmises aux enfans inoculés d'après ceux qui les avoient eues (1).

Les éruptions miliaires ont été fréquemment observées par le docteur Odier (2) : ce sont de très-petits boutons assez semblables, non à ceux des incisions, mais à ceux d'une éruption miliaire, qui se manifestent par tout le corps aussitôt après la fièvre de la vaccine. Cette éruption a toujours paru très-fugitive. Cependant le docteur Odier en excepte un cas, dans lequel cette éruption abondante particulièrement au dos et aux reins, a duré plus de deux mois. Ces boutons étoient rouges, durs,

____

(1) *Rapport du docteur Odier sur la vaccine, publié par les soins du préfet du Léman , et présenté au Ministre de l'Intérieur ; page* 21 *, in-*8°*. Genève, an* 9.

(2) *Bibl. brit. vol. XVI , p.* 203.

plus gros qu'une tête d'épingle ; mais ils ne suppurent point, ils se séchent par une sorte de desquammation lente et successive, ne procurent ni mal-aise, ni inquiétude, ni démangeaison, en un mot aucune altération dans la santé.

Une autre espèce d'éruption, semblable à celle de la petite vérole, a été vue par Woodwille dans l'hôpital d'inoculation dont il est le médecin, par Odier au milieu de l'épidémie varioleuse de Genève, par le Comité médical de Paris, par celui de Reims, etc. etc. Cette éruption n'a jusqu'à présent été observée que pendant les épidémies de petite vérole, ou chez des sujets justement soupçonnés d'avoir contracté cette dernière maladie avant d'avoir été vaccinés. Elle a toujours eu l'aspect varioleux ; les boutons qui la forment ont de l'odeur, répandent facilement la contagion ; et quelques expériences semblent prouver que leur nature est varioleuse. La vaccine a parcouru ses périodes aux endroits des piqûres ; la petite vérole a suivi sa marche dans le reste du corps ; le vaccin pris dans le bouton de l'insertion a propagé la vaccine, le virus variolique pris dans les boutons de la surface du corps a donné la petite vérole. Ces expériences sont contredites par d'autres qu'a faites le docteur Aubert (1). « Il a pris le pus des boutons du

____

(1) *Rapport sur la vaccine*, p. 31.

corps, et ce pus a reproduit, non pas la petite vérole, mais la tumeur vaccinale. Ce même pus porté hors de l'atmosphère varioleuse, n'a donné que la vaccine simple et sans éruption générale. Cette expérience n'a pas été faite seulement dans la maison d'inoculation de Londres, elle a été répétée dans les provinces par d'autres médecins. La quantité de ces boutons a toujours été petite, leur sortie n'a été accompagnée d'aucun symptôme grave ».

Le docteur Odier confirme ce qu'annonce le docteur Aubert (1). Il dit avoir vu après le développement de la vaccine, se manifester sur tout le corps des boutons vésiculaires remplis d'un fluide limpide comme de l'eau, et entourés à leur base d'une aréole : la vésicule est plus fugitive, crève au moment de sa plus grande maturité, et pour l'ordinaire ne se convertit point en croûte ; il les considère comme de véritables boutons de vaccine, semblables à celui qui se forme à l'incision. En effet des enfans inoculés avec le fluide limpide contenu dans ces boutons à une grande distance de l'incision, ont eu la vaccine comme s'ils avoient été inoculés avec le fluide formé à l'incision même.

Quoiqu'il en soit, si cette éruption est bien un

______

(1) *Rapport cité ; pages* 24 *et* 25.

effet de la vaccine, elle paroît si rarement, et lorsqu'elle a été fréquente, la petite vérole a été si évidemment la cause occasionnelle qui l'a développée, que ce phénomène ne change en rien les heureux résultats de la découverte de Jenner (1). On peut dire qu'elle est le symptôme le plus grave de la vaccine, et qu'elle est à cette maladie ce que le danger de la mort est à l'inoculation de la petite vérole.

Doit-on conclure de ce qu'une éruption arrive peut-être à un vacciné sur trois cents, qu'on ne doive pas préférer l'inoculation de la vaccine à celle de la petite vérole? Non sans doute. Car, comme l'observe Pearson (2), en évitant de vacciner avec du vaccin pris sur un individu qui a une éruption générale, il n'arrivera pas à plus d'un vacciné sur deux cents d'avoir une éruption semblable; et même dans ce dernier cas l'éruption ne sera pas plus fâcheuse que celle de la variole inoculée. Au reste cette éruption purement vaccinale n'a pas encore été vue à Paris où on compte plus de douze mille vaccinés. On a rencontré quelque-

____

(1) On ne rencontre plus cette éruption dans l'hôpital de M. Woodwille, depuis qu'il a substitué l'inoculation de la vaccine à celle de la variole.

(2) *Observations concerning the eruptions. London,* 1800.

fois un ou deux boutons de vaccine, soit sur la fesse, soit sur la poitrine, soit sur les bras, ou aux lèvres ; mais ces boutons étoient la suite d'une inoculation accidentelle que s'étoit faite le vacciné, en se grattant le bouton de l'insertion, et en reportant sur une autre partie du corps ses doigts humectés de vaccin. On a vu dans la plupart de ces cas le bouton de l'insertion desséché, et le bouton nouveau encore lymphatique avec l'aréole, et une légère tumeur vaccinale ; enfin on a cru remarquer que ce dernier arrivoit toujours dans le côté du corps opposé à celui où étoit le bouton d'insertion (1).

§ IV. *Innocuité de la Vaccine.*

Les expériences nombreuses faites jusqu'à ce jour ne laissent aucun doute sur l'innocuité de la vaccine. Plus on l'observe, plus on admire sa bénignité, son uniformité. Dans aucun cas elle n'a été suivie ni de furoncles, ni d'ophthalmie,

____

(1) Cette remarque fort simple suffit pour prouver la vérité de ces vaccinations accidentelles. En effet, si on suppose le bouton de vaccination artificielle au bras droit, le bouton de vaccination accidentelle sera sur le côté gauche du corps, parce que la main gauche qui se porte sur le premier bouton à droite, est naturellement conduite, si on éprouve quelque démangeaison à gauche, à gratter l'endroit où elle se manifeste.

ni de maux d'oreilles, comme on en voit souvent
à la suite de la petite vérole, même inoculée (1).
Elle ne porte dans le sang aucune dépravation,
ni aucun vice étranger à sa nature (2) : aussi on
n'a pas encore remarqué qu'elle fût une cause prédisposante pour aucune maladie. Elle n'exclut ni
n'aggrave la rougeole. Celle des deux maladies
qui précède l'autre, n'influe point sur celle qui
suit. Elle ne laisse point échapper d'effluves capables de la reproduire. Des enfans réunis pendant un long espace de temps, ont été inoculés successivement, et dans aucun elle ne s'est manifestée avant leur vaccination (3). D'autres ont
constamment vécu et couché avec des vaccinés,
et n'en ont pas été infectés. Jenner a fait aspirer
la tumeur dans toutes ses périodes sans rien produire (4). Il pense que le simple contact entre le
vaccin et l'épiderme ne suffit pas pour donner la
maladie, et qu'il faut que le vaccin soit appliqué
sur la peau mise à nu et dépouillée de la surpeau,
pour produire son effet; par conséquent il n'a
d'action que lorsqu'il est introduit sur une surface légèrement sanglante.

____

(1) *Rapport d'Odier, p.* 27.
(2) *Rapport du Comité médical de Reims, p.* 12.
(3) *Premier rapport du Comité médical de Paris.*
(4) *Rapport du docteur Aubert, p.* 57.

§ V. *Avantages de la Vaccine.*

En traçant l'histoire de la découverte de la vaccine, j'ai dû nécessairement indiquer les résultats que les docteurs Jenner, Pearson, Simmons, Decarro, Odier, etc. , avoient observés; déjà par conséquent l'autorité de ces célèbres médecins a été invoquée en faveur de la vaccine, déjà il ne doit plus rester de doute sur l'effet préservatif. Cependant, comme le but que je me suis particulièrement proposé est de forcer, par la multiplicité des faits, par la diversité des contr'épreuves, les esprits les plus prévenus à abjurer leur erreur, je donnerai à cette partie de mon travail une extension proportionnée à la quantité des observations qui jusqu'à ce jour établissent comme certaine la faculté préservatrice.

En effet c'est peu d'annoncer et de prouver qu'une découverte est incapable de nuire. La conviction qui naît de ces preuves ne persuade pas qu'on doive en profiter. Elle est incapable de décider les esprits encore timides ; elle peut à la vérité conduire quelques personnes à *laisser faire l'essai* d'une pratique qui, si elle n'est pas utile, au moins n'est pas nuisible ; il faut en outre entraîner la persuasion sur ses avantages, il faut montrer aux plus incrédules qu'elle est un bienfait. Il faut vaincre les obstacles qu'opposent encore à sa généralisation les préjugés des uns, l'indolence des autres, peut-être même l'amour-propre de quelques gens de l'art, et leur répugnance à revenir d'un premier jugement trop précipité.

Un exposé fidèle des avantages de la vaccine doit lui faire plus de partisans que la certitude de son innocuité.

Je classe les avantages de la vaccine sous trois chefs.

1°. Avantages qu'elle a sur la petite vérole inoculée.

2°. Heureux effets qu'elle a produits sur la santé de beaucoup d'individus.

3°. Certitude du préservatif.

1°. *Avantages de la Vaccine sur la petite vérole inoculée.*

Le docteur Thornton a fait un tableau comparatif de la petite vérole et de la vaccine (1). La précision de son travail, la netteté de l'exposition, la différence des résultats, sont des modèles que je m'efforcerai de suivre, en opposant comparativement les effets de la petite vérole et de la vaccine inoculées.

____

(1) Ce tableau est inséré dans le *Moniteur du* 25 *thermidor an* 8 , n°. 325.

INOCULATION

DE LA PETITE VÉROLE.

La petite vérole inoculée n'est pas exempte de dangers. Sur mille individus elle est pour quarante au moins une véritable maladie, un état pénible, douloureux, et jusqu'à un certain point alarmant. Des calculs exacts portent à cinq sur mille le nombre des morts (1).

Les foyers que laisse après elle la petite vérole, ne permettent pas d'espérer qu'elle puisse jamais être universellement détruite ; il est même à craindre que l'inoculation ne provoque des épidémies générales de petite vérole.

L'inoculation ne met pas à l'abri de la multiplicité et de la confluence des boutons, des marques, des cicatrices, des difformités que la petite vérole laisse si souvent après elle.

DE LA VACCINE.

La vaccine est toujours par elle-même sans danger ; elle ne produit jamais d'affection inquiétante. Il n'est mort jusqu'à présent aucun individu, par le fait seul de la vaccine.

La vaccine ne se communiquant point par ses effluves, et annulant en nous la faculté de contracter la petite vérole, il est juste d'espérer que, par le fait seul de la vaccination, cette dernière maladie disparoîtra de l'Europe, comme la lèpre, etc.

La vaccine ne produit de boutons qu'aux piqûres, et n'expose à aucune difformité.

---

(1) M. Goetz dit avoir inoculé vingt-huit mille personnes sans en perdre une. Cette assertion qui contrarie les calculs faits d'après les registres mortuaires de Londres et de Genève, paroîtroit étonnante si elle étoit donnée par toute autre personne que M. Goetz.

On ne peut pas répondre que la petite vérole inoculée ne puisse exciter, et mettre en activité dans les personnes foibles et d'un tempérament disposé aux scrophules, cette cruelle maladie, et beaucoup d'autres qu'elle réveille souvent à sa suite (1).

Les déviations de la petite vérole inoculée sont très-fréquentes : aussi il est pénible de n'avoir devant soi, en pratiquant l'opération, qu'une perspective vague et incertaine, sans aucune possibilité de prévoir d'avance avec certitude, ni le moment, ni la marche, ni le degré de la maladie.

La grossesse, l'époque de la dentition sont des obstacles à l'inoculation de la petite vérole.

La vaccine n'est une cause prédisposante pour aucune maladie. On l'a vue opérer des changemens avantageux dans la constitution de quelques individus cacochymes, détruire des dispositions maladives héréditaires et constitutionnelles.

La vaccine a une marche tellement régulière, que son uniformité est une grande source d'inquiétudes de moins, et qu'elle peut être considérée comme un des premiers avantages de la vaccination.

Aucune circonstance de la vie ne contr'indique la vaccination.

---

(1) Cette note, extraite du *Plan de l'établissement fondé à Londres le 2 décembre 1799, pour l'inoculation de la vaccine*, peut admetre une modification basée sur l'action des stimulans en général. J'ai vu à l'hôpital de la Salpêtrière, avec le docteur Pinel, des scrophuleux guérir par le fait seul de la fièvre *modérée* qui avoit accompagné l'inoculation de la petite vérole. Il est possible que cette fièvre soit dans certaines circonstances tellement forte, ou que l'éruption soit si abondante, que la santé de l'individu en soit sérieusement compromise pour la suite. Cependant en soi-même le mouvement fébrile est très-avantageux ; il est toujours tellement modéré dans la vaccine, qu'on doit en obtenir plus de succès heureux, qu'en craindre de funestes.

Ainsi en admettant seulement que la vaccine garantisse aussi bien de la possibilité de prendre la petite vérole, que la petite vérole elle-même, on a tout à gagner et rien à perdre en substituant la vaccination à l'inoculation de la petite vérole.

2°. *Effets de la Vaccine sur la santé.*

Une loi constante de l'économie animale, reconnue par les bons praticiens, et dont ils savent faire une application heureuse dans quelques maladies, est qu'un léger mouvement fébrile suffit quelquefois pour prévenir, et souvent pour guérir une maladie plus grave. C'est dans ce sens que Boerhaave disoit : « *Febris sæpè sanationis optima causa. Aphor.* 558 ». Cette vérité de tous les temps, sentie par Hippocrate, adoptée par tout ce que la médecine grecque a enfanté de plus célèbre, trouve dans le sujet qui m'occupe une application très-juste (1). Des observations extraites des auteurs que j'ai déjà eu occasion de citer, appuyées sur des faits qui me sont particuliers, serviront à prouver que le *stimulus* imprimé à l'individu par l'effet de la vaccine, a agi d'une manière très-marquée sur sa constitution.

Dunning, membre de la Société médicale de Plimouth, cite le fait suivant (1).

____

(1) Cette vérité est la base de l'action des vésicatoires dans les fièvres adynamiques, des alkalis dans

« Une jeune fille extrêmement délicate, sujette à de fréquens vomissemens, ayant habituellement beaucoup d'oppression, le teint très-pâle et cadavéreux, le visage parsemé de taches livides, fut vaccinée. Sa mère, qui venoit de perdre son mari et son frère de la phthisie pulmonaire, plongée dans le désespoir par la mort récente d'un de ses autres enfans, voulut à tout prix sauver sa fille unique du danger de l'épidémie qui entouroit sa maison, et qui avoit déjà fait périr un grand nombre d'individus. Personne assurément n'eût osé inoculer la petite vérole à cette jeune fille dans l'état où elle étoit : non seulement la vaccine fut très-heureuse et très-bénigne, mais encore depuis cette époque l'enfant recouvra graduellement en peu de mois la meilleure santé possible ».

« Un autre enfant de deux ans, très-délicat, convalescent d'une inflammation de poitrine, encore foible, pâle et oppressé, recouvra très-promptement, après avoir été vacciné, ses forces, son embonpoint, un bon teint, une respiration libre et facile, en un mot un état de santé beaucoup meilleur qu'auparavant ».

---

l'asphyxie, des toniques dans les maladies par débilité, des stimulans dans les hydropisies, etc. etc.

(1) *Some observations on vaccination, etc. London,* in-8. 1800.

Le docteur Decarro pense qu'on pourroit se servir de la vaccination dans les cas où on auroit quelques raisons d'espérer qu'une fièvre légère pourroit faire dans l'état du malade quelque changement avantageux.

Maunoir, chirurgien à Genève, a vacciné un enfant qui depuis quelques mois avoit des maux d'yeux très-rebelles. La vaccine a si bien reussi, que l'enfant a été guéri de son ophthalmie par la vaccination seule. Il a vacciné aussi un enfant qui avoit le bras couvert de petites taches dartreuses. Chacune de ces taches s'enflamma et produisit un bouton vaccin, après la dessiccation duquel les taches disparurent.

Le cit. Blanche, chirurgien à Rouen, a observé absolument le même effet sur une affection dartreuse dont le siége étoit sous l'aisselle, et au plis du bras.

Le docteur Odier, dans le rapport déjà cité, dit avoir vacciné plusieurs enfans très-délicats dont il semble que la santé ait été jusqu'à un certain point améliorée par cette opération.

J'ai vacciné dans le mois de fructidor an 8, un enfant de sept ans très-bien portant, mais éprouvant tous les trois ou quatre jours des douleurs de migraine insupportables. Cet état duroit depuis trois ans; les parens avoient tout mis en usage pour guérir leur fils, et avoient renoncé depuis quelque temps à toute espèce de régime. La vaccine a été accompagnée d'un érysipèle très-profond, qui s'est étendu sur l'épaule et la poitrine; l'enfant a eu des vomissemens, un mal de tête violent, une fièvre très-marquée pendant deux jours. Depuis cinq mois il n'a eu aucun retour de la migraine.

Je vaccinai le 2 pluviose un autre enfant âgé de cinq ans, languissant depuis sa naissance, convalescent d'une maladie très-longue, à la suite de laquelle il lui étoit resté un engorgement aux poumons. Il avoit la respiration courte, gênée et sifflante, une toux fréquente et convulsive sans expectoration, un gonflement considérable des glandes du cou, et du mésentère, un teint pâle et cadavéreux, un *facies* scrophuleux; enfin il étoit dans un état d'appauvrissement très-inquiétant. Je fis l'insertion du vaccin sur la cicatrice d'un vésicatoire qu'on avoit reporté sur un autre bras. La vaccine s'est développée un peu plus tard qu'on ne l'observe ordinairement, mais les boutons sont venus larges comme une pièce de quinze sous, épais, gorgés de vaccin, élevés d'une ligne et demie au-dessus du niveau de la peau, et déprimés au centre. L'aréole qui les a enveloppés s'est étendue jusque sur tout l'avant-bras, et sous l'aisselle. Le bras a été tendu, gonflé; la peau qui le recouvre avoit acquis une dureté, une rougeur et une chaleur phlegmoneuses; la tumeur vaccinale a été très-profonde, l'enfant ne pouvoit porter la main sur sa tête à cause de la tension considérable qu'il éprouvoit, et de l'engorgement douloureux des glandes subaxillaires. Je ne me suis point aperçu qu'il ait eu de la fièvre; mais dès que les boutons ont commencé à paroître, et que la tumeur vaccinale s'est développée, la toux a été moins fréquente, le teint est devenu meilleur, les glandes du cou ont successivement diminué de volume. Tout ce mieux-être a augmenté en raison du développement de la vaccine. Aujourd'hui cet enfant est très-bien portant, ne tousse plus, a la respiration très-libre; l'action vitale s'est ranimée, et tout porte à croire que sa guérison est assurée.

Il est permis de porter un coup d'œil plus hardi sur l'étendue des avantages qu'offre la vaccine relativement aux probabilités de la vie considérées dans un grand nombre d'individus. On peut à présent s'élever à de grands résultats, et les indiquer comme des preuves de son influence sur la conservation de la population.

Les rapports des Anglais, des Genevois, des Français, toujours uniformes sur la marche, l'innocuité, l'effet préservatif de la vaccine, le sont aussi sur l'absence presque totale de la mortalité pendant la vaccination. On cite sur plus de deux cent mille vaccinés, cinq enfans morts pendant le développement de la vaccine. Un est péri du *croup*, un second d'une fièvre rémittente, et les trois autres ont été enlevés par la petite vérole au milieu d'une épidémie : l'un à l'hôpital du docteur Woodwille, et les deux autres à Genève. Ce fait exige un exposé fidèle ; j'entrerai ailleurs dans d'autres détails sur ce sujet.

Nous avons vu que Woodwille, médecin d'un hôpital d'inoculation de petite vérole, vivant par conséquent toujours dans une atmosphère varioleuse, et formant lui-même un foyer de contagion, observoit fréquemment dans son hôpital des éruptions varioleuses sur les vaccinés. Ce médecin est convenu, lors de son voyage à Paris, que très-certainement ces enfans contractoient la petite vérole dans l'hôpital, et que lui peut-être la leur communiquoit par les rapports fréquens qu'il avoit avec eux. Or est-il étonnant qu'un enfant vacciné, et vivant dans la contagion de la petite vérole, la contracte dès le lendemain de sa vaccination, ou même cinq ou six jours après ; que la maladie soit dangereuse et même mortelle pour lui comme elle l'est pour tant d'autres ? C'est ce qui est arrivé à Woodwille et à Odier. Les trois enfans sont morts d'une petite vérole confluente contractée le troisième et le quatrième jour de la vaccination.

Ces accidens, qu'on ne peut attribuer à la vaccine, ne diminuent en rien les avantages immenses que l'expérience de chaque jour lui assure ; ils ne peuvent empêcher l'observateur exact de conclure que loin de diminuer les probabilités de la vie , elle semble au contraire les augmenter. Un calcul très-simple prouvera cette vérité qui peut-être semble paradoxale.

Le docteur Odier , d'après des données certaines sur les probabilités de la vie humaine, dit que « dans l'âge où la probabilité de la vie est la plus grande, il meurt un individu sur douze cents en quinze jours ». Or puisque en quatre ans il n'est mort que cinq inoculés vaccins sur près de deux cent mille, ceux-ci semblent avoir une chance de vie beaucoup plus grande que ceux qu'on ne vaccine pas (1).

La fièvre que déclare le développement de la vaccine, ranime le principe vital, prévient peut-être, par le mouvement qu'elle imprime à l'éco-

____

(1) Le docteur Odier ajoute avec raison que pour pouvoir adopter cette conclusion, il faudroit d'abord que l'on eût par devers soi un grand nombre d'années d'expérience , pour pouvoir calculer la moyenne de la probabilité de la vie des inoculés vaccins sur une base aussi étendue que celle sur laquelle on calcule la moyenne de la probabilité de vie en général. Il faudroit encore que cette dernière n'eût été calculée que sur des enfans aussi

nomie, une maladie plus sérieuse ; elle amène une crise salutaire qui détermine une espèce de dépuration, rétablit dans l'individu l'équilibre rompu par tant de causes diverses ; et sous ce rapport on peut dire qu'elle augmente les probabilités de la vie.

Je sais qu'on doit se défendre d'un enthousiasme peu réfléchi pour une découverte quelconque ; mais peut-on rester spectateur indifférent des avantages immenses que l'humanité a déjà retirés de la vaccine, et de ceux qui lui sont réservés ? Des preuves irrésistibles ne démontrent-elles pas que la vaccine est si peu dangereuse, que sur plusieurs milliers d'individus vaccinés, il n'en est mort jusqu'à présent que cinq dans le cours ordinaire de la vaccination, par des causes absolument étrangères à cette pratique ? et leur probabilité de vie n'a-t-elle pas paru infiniment supérieure à celle qu'ils auroient eue si on ne les avoit

---

bien portans que ceux auxquels on inocule la vaccine ; et c'est ce à quoi on n'a point eu égard dans les tables générales de probabilité de vie.

Cependant, quelle que soit la valeur de cette objection, il est certain qu'on ne peut que très-difficilement se refuser à admettre que la vaccine semble avoir, par le mouvement qu'elle a suscité dans les vaccinés, augmenté leur viabilité. *Bibl. brit. vol. XIV, p.* 289.

pas vaccinés (1). C'est une question que l'observateur impartial pourra seul résoudre.

3°. *Certitude du préservatif.*

Je suis parvenu au point le plus essentiel des avantages de la vaccine, à celui qui donne aux vaccinés une certitude réelle sur l'effet bienfaisant de la légère opération à laquelle ils se sont soumis, et qui assure à ceux qui doivent s'y soumettre, qu'ils seront préservés de la petite vérole. J'invoquerai de nouveau l'autorité des écrivains dont j'ai déjà emprunté beaucoup d'autres faits; j'accumulerai les observations, les expériences, les preuves : trop heureux si je parviens à diminuer l'injuste prévention de quelques médecins contre la vaccine, et si la masse des observations que je vais rapporter peut arracher de nouvelles victimes au fléau de la petite vérole.

En faisant l'histoire de la découverte de la vaccine (2), j'ai dû nécessairement indiquer les observations qui prouvoient sa propriété préservatrice; par conséquent *la certitude du préservatif* est déjà connue. Cependant des preuves nouvelles semblent devoir ajouter encore à la persuasion qui a dû résulter de celles que j'ai déjà rappor-

____

(1) R. *Dunning. Some observations on vaccination, etc.*
(2) Page 16.

tées : sous ce point de vue je crois très-utile de présenter les expériences qui sont les plus frappantes.

Je ne rappellerai pas la belle contr'épreuve faite sur tout un régiment par le duc d'Yorck, sans qu'aucun soldat vacciné ait contracté la petite vérole; je ne rappellerai pas non plus tous les faits observés par Jenner sur des individus qui avoient été inoculés sans succès de la petite vérole plusieurs années après avoir contracté la vaccine (1); je citerai les expériences faites par d'autres médecins dont le témoignage également authentique doit l'emporter sur les allégations mensongères de ceux qui ne peuvent donner un seul exemple en faveur de l'opinion contraire à celle que l'observation la plus rigoureuse permet d'adopter.

Le docteur Decarro inocula sans succès la petite vérole à ses deux enfans, après les avoir vaccinés.

Les docteurs Balhorne et Stromeyer ont fait deux contr'épreuves sans rien produire.

Jenner (2) raconte l'histoire d'une cinquantaine d'individus qui dans leur enfance avoient eu la vaccine naturelle, et auxquels divers chirurgiens qu'il nomme avoient ensuite, et à plusieurs reprises, inoculé la petite vérole sans pouvoir la leur

----

(1) Pages 16. 25.

(2) *Further observation on the variolæ vaccinæ.* London, 1799.

communiquer. Il vaccina un enfant vingt heures après sa naissance, et l'inoculation subséquente de la petite vérole ne produisit aucun effet.

R. Dunning (1) a inoculé la petite vérole à plusieurs de ses vaccinés, sans avoir jamais produit le plus léger signe d'infection. Il cite à cette occasion un cas frappant. Il avoit inoculé la petite vérole à un fils du capitaine Birkead, âgé de quatre mois, et en même temps à l'enfant de sa nourrice, âgé de deux ans. Le premier ne manifestant, au bout de cinq à six jours, aucun signe d'infection, fut transporté à l'autre extrémité de la ville pour le mettre à l'abri de la contagion, et vacciné. Quand la vaccine fut bien développée, il fut de nouveau ramené vers la nourrice, dont l'enfant avoit alors une centaine de boutons varioliques en pleine suppuration: ces deux enfans couchèrent dès ce moment dans le même berceau, et ni l'un ni l'autre ne prit la maladie de son compagnon.

Le docteur Aubert (2) rapporte « qu'un homme qui avoit pris la vaccine en trayant des vaches, vint, plusieurs années après, à la maison d'inoculation de Londres, pour être inoculé de la petite vérole. On ignoroit dans l'endroit qu'il habitoit, que la maladie qu'il avoit eue, et dont il

____

(1) *Some observations on vaccination*, 1800.
(2) Rapport sur la vaccine, p. 59.

portoit la cicatrice, fût un préservatif contre l'infection variolique. Cet homme passa plusieurs semaines entouré de petites véroles et de vaccines;
on lui inocula l'une et l'autre sans rien produire.

» Il est de toute authenticité qu'en Angleterre
plusieurs milliers de personnes ont été inoculés
de la vaccine ; il est également reconnu que ces
personnes n'avoient pas eu la petite vérole auparavant, et qu'elles ne l'ont pas prise depuis lors,
quoiqu'on l'ait inoculée à deux mille d'entr'elles :
en effet, on n'a encore rapporté aucun exemple
bien avéré, contraire à l'opinion de Jenner. Dans
presque toutes les provinces de la Grande-Bretagne, on a vacciné plusieurs milliers d'individus;
à Londres, le docteur Woodwille en a vacciné
trois mille en moins de deux ans. Si la vaccine
n'étoit pas un préservatif, est-il probable que
parmi tant de personnes, aucune n'ait été atteinte
par la contagion variolique qui a régné par-tout et
continuellement. D'ailleurs le plus grand nombre
de ceux qui ont eu la vaccine, a été soumis à
l'épreuve réitérée de l'inoculation de la petite vérole ; tous y ont résisté ».

M. Sacco a soumis à l'épreuve de l'inoculation
variolique, cinq individus vaccinés, sans qu'elle
ait produit sur eux aucun effet.

Dans le comté de Neufchâtel, dans les montagnes
de la Suisse, et dans le Val-de-Travers où la pe-

tite verole commençoit à se manifester d'une manière effrayante, au mois de février 1801, on
l'a repoussée par la vaccination en masse. Par-
tout on a eu la satisfaction de voir que parmi
ceux qui ont été exposés à la contagion, les vaccinés seuls se sont trouvés inaccessibles à ses atteintes (1).

Le docteur Lentin mande de Hanovre, en date
du 27 juillet 1800, que depuis plus d'un an qu'on
vaccine dans cette principauté, les médecins et chirurgiens de la ville ont fait des essais nombreux. Jusqu'à ce moment on ne connoît encore aucun cas authentique où des personnes inoculées de la vaccine
aient contracté la petite vérole, quoiqu'elles aient
été exposées à la contagion variolique. Ce qui
concourt à confirmer cette expérience, est que
durant tout ce temps la petite vérole a régné épi-
démiquement, de manière que l'occasion d'exer-
cer son influence ne lui manquoit pas. Le docteur
Lentin a tenté la contr'épreuve par l'inoculation
sur beaucoup d'autres enfans, et n'a jamais pu
faire développer la petite vérole. Il cite à cette occasion un fait digne d'être rapporté. « J'inoculai,

____

(1) *Bibl. britann. vol. XVI, p.* 297.

(2) *Aperçu des expériences sur l'inoculation de la
vaccine, faites à Hanovre, Vienne et Berlin, p.* 11,
26, 28, 44.

dit-il, la variole à une petite fille de huit ans qui avoit été vaccinée, et à son frère qui ne l'avoit pas été. La sœur ne prit pas la petite vérole, et le frère en fut atteint. Lorsque dans celui-ci les boutons entrèrent en suppuration, j'inoculai encore une fois la sœur avec de la matière prise sur lui, dont je me servis aussi pour faire la même opération à un autre enfant. Celui-ci vit éclater dans le temps déterminé une éruption considérable de pustules, tandis que la sœur de celui qui avoit fourni la matière, ne fut point affectée. Je la fis cependant coucher dans le même lit que son frère pendant toute la durée de sa maladie ».

A Francfort, au milieu d'une épidémie varioleuse très-meurtrière, on n'a vu aucun vacciné en être atteint, quoique le nombre s'en élevât à plus de six cents depuis le mois de décembre.

Mais pourquoi puiser dans des sources étrangères des preuves qui sont aujourd'hui très-communes en France ? Ne sommes-nous pas assez riches en faits pour présenter des résultats aussi certains que ceux que je viens d'exposer ? Les expériences des savans qui dans le calme cherchent la vérité, et se livrent sans relâche à des essais réitérés et nombreux, ne suffisent-elles pas pour qu'il soit enfin permis d'adopter sur la vaccine une opinion dégagée de tout enthousiasme et de toute espèce de crainte ? Oui sans doute ; et on peut dire, à la gloire des médecins Français, que depuis un an ils ont fait autant pour cette partie de la science, que les Anglais en on fait en cinq.

Le docteur Odier, qui dans l'épidémie varioleuse de l'an 8 a naturalisé la vaccine à Genève, a acquis de deux manières la certitude que la vaccine inoculée garantit bien surement de la petite vérole :

« 1°. Par la communication directe ou indirecte que tous les vaccinés ont eue nécessairement avec une grande multitude d'enfans atteints de la petite vérole, dans tous les quartiers de la ville. On sait que la petite vérole est encore contagieuse long-temps après que les malades sont en état de sortir. Van-Swieten estime qu'elle l'est encore au bout de soixante jours après son invasion : or, depuis le vingtième jour la plupart des malades sont sortis, se sont répandus librement dans les rues, dans les places publiques, dans les promenades, dans les écoles, dans les temples, etc. Il est impossible que près de quatre cents enfans, auxquels on a inoculé la vaccine depuis quatre mois, eussent tous échappé, s'ils en étoient susceptibles, à une épidémie aussi générale que celle qui régnoit à Genève, et qui avoit déjà fait périr près de cent cinquante enfans. C'est pourtant ce qui est arrivé ; aucun d'eux n'a pris la petite vérole, à l'exception de ceux dont il a été question plus haut, et qui en avoient le germe avant leur inoculation.

» 2°. On a de plus inoculé la petite vérole de bras à bras, et avec toutes les précautions propres à assurer le succès de cette opération, à dix ou douze des vaccinés, et cela, plusieurs semaines après la chute des croûtes de la vaccine. Aucun d'eux n'a présenté le moindre indice d'infection générale. L'incision s'est légèrement enflammée; mais elle a séché promptement, sans aréole, et sans aucun symptôme de fièvre (1) ».

Enfin une lettre du docteur Odier, en date du 25 germinal, assure que « sur plus de dix-huit cents individus vaccinés à Genève et dans les environs depuis le mois de prairial an 8, il n'en est aucun qui ait repris la petite vérole, quoique tous y aient été exposés, soit par l'inoculation variolique, soit par l'effet d'une épidémie très-répandue (2). Les vaccinations ont été si nombreuses, qu'il reste bien peu de sujets à vacciner. On espère que les nouveaux nés permettront d'entretenir le virus frais, de manière à pouvoir toujours inoculer de bras à bras (3) ».

-----

(1) *Rapport présenté par le docteur Odier au préfet du Léman*, p. 25.

(2) *Journal de Médecine du mois de Floréal, vol.* 2, p. 177.

(3) *Biblioth. britann. vol. XVI, p.* 197.

Le comité médical de Reims vient d'avoir sous les yeux l'exemple d'un enfant de seize mois, vacciné avec succès le 23 frimaire, exposé depuis dans l'atmosphère d'une petite vérole confluente, survenue le 27 suivant à son frère âgé de quatre ans, sans qu'elle lui ait été communiquée. Le local où ces deux enfans restoient ensemble étoit très-resserré (1).

A Paris, le comité médical chargé de fixer l'incertitude sur une nouveauté si étroitement liée au bien-être particulier, et à l'intérêt du Gouvernement, a déjà fait connoître dans deux rapports, en date des 28 vendémiaire et 20 brumaire an 9, une série d'observations et d'expériences en faveur de la vaccine (2).

J'extrais de ces deux rapports les faits qui se lient à ceux que je viens de rapporter.

« Un effet préservatif s'est fait remarquer, dans les réinoculations qui ont eu lieu avec la petite vérole, sur dix-neuf sujets précédemment vaccinés. Ils ont été vaccinés avec du pus frais, pris chaque fois sur un enfant varioleux présent. Le comité, pour rendre son épreuve plus décisive, a sur plusieurs individus fait usage des piqûres très-profondes,

---

(1) *Rapport du Comité médical de Reims*, 21 *nivose*, page 7.

(2) Voyez le Moniteur, n°. 32.

c'est-à-dire, de celles qui, suivant les inoculateurs, occasionnent nécessairement d'abondantes éruptions de boutons. On a même porté l'attention jusqu'à introduire, à plusieurs reprises, une grande quantité de pus variolique dans les piqûres. Cependant des dix-neuf sujets inoculés, aucun n'a eu le moindre indice d'éruption générale. Sur quatorze, les piqûres se sont effacées promptement, sans aucune apparence de travail. Sur les cinq autres, l'inflammation peut n'être regardée que comme l'effet de l'irritation locale, produite par la lésion de la peau. Cette inflammation a commencé dès le jour même de l'insertion. La marche en a été beaucoup plus rapide, et moins régulière que celle de l'inoculation ordinaire. On connoît d'ailleurs des exemples d'un pareil travail sur des personnes qui, ayant eu la petite vérole, se sont fait ensuite inoculer ».

« Mais, pour ne laisser aucun doute à cet égard, il convenoit d'inoculer ainsi profondément des sujets qui eussent eu auparavant la petite vérole. Le Comité s'est empressé de faire cette expérience. Un enfant qui, dans l'épidémie observée il y a deux ans, contracta l'infection variolique, à l'hospice même des Orphelines, a été inoculé le 18 vendémiaire, de la petite vérole. Deux piqûres profondes ont été faites au bras droit, et il y est survenu le même travail qu'à celles des enfans inoculés de cette matière après la vaccine, sans qu'à l'inspection, ainsi que dans la marche du travail, il ait été possible d'y remarquer la plus légère différence. Enfin, si un effet quelconque de préservation ne s'étoit pas opéré par l'inoculation de la vaccine dans les sujets qui y ont été soumis, comment la matière varioleuse, portée dans leurs piqûres par l'inoculation de la petite vérole, n'y auroit-elle excité (et encore sur quelques-uns seulement), qu'une affection locale et partielle; tandis que, reprise dans ce foyer pour être transmise à des enfans non vaccinés, elle a occasionné à ces derniers tous les signes ordinaires de l'infection générale » ?

« Le Comité ne croit pas qu'il puisse maintenant rester de doute sur la nature du travail local observé à quelques-unes des piqûres dans les cinq enfans réinoculés de la petite vérole, dont il a déjà parlé. Ce travail lui paroît étranger à toute espèce d'infection variolique; il s'est produit par l'effet de la plaie faite à la peau; le bouton phlegmoneux et la suppuration qui sont survenus, en ont été la suite; la matière varioleuse qui y avoit été déposée, s'est conservée dans ce foyer, où l'on a pu la reprendre avec toute son activité; enfin, il n'y a pas eu dans ce travail, après l'emploi de la vaccine, et sans doute par un bienfait de cette pratique, plus d'infection variolique que dans

l'enfant que nous avons inoculé de la petite vérole, après l'avoir eue, il y a deux ans, de la manière la plus sensible ».

Il faudroit avoir plus que de la prévention, pour opposer à des expériences si décisives une résistance opiniâtre. Le Comité ne peut être accusé d'avoir adopté servilement l'assertion des Anglais; il n'a pas mis dans ses expériences une timidité et une réserve capables d'altérer les résultats qu'il cherchoit; et l'exposé de ses essais n'a point été tracé avec une partialité que lui reprochent certains antivaccinistes; il a, au contraire, tout fait pour détruire de fond en comble la découverte de Jenner : sa gloire étoit plutôt intéressée à prouver l'incertitude du préservatif et à prévenir une erreur, qu'à suivre une route que d'autres avoient tracée.

C'est ainsi qu'on a vu la Société royale de Médecine, sur le rapport du docteur Thouret, s'honorer davantage en proscrivant les jongleries du magnétisme animal, qu'elle n'eût obtenu de considération en adoptant la doctrine de Mesmer.

Des contr'épreuves nouvelles ont été faites sans produire la petite vérole à Paris, à Boulogne sur mer, à Nantes, à Dax, à Blois, à Toulouse, et dans d'autres villes. Quelques-unes ont eu lieu en présence des Autorités constituées, et prennent par là même un caractère d'authenticité qui entraîne la conviction.

Le Comité médical joindra sans doute à la liste nombreuse de celles qu'il répète chaque jour, la contr'épreuve faite chez le préfet du département de la Seine, sur sept enfans vaccinés depuis plusieurs mois. Il n'omettra pas non plus celle qui vient d'avoir lieu à l'hospice de la Maternité, où trois enfans vaccinés depuis cinq mois, puis inoculés de la petite vérole, vivent dans les dortoirs de l'hospice au milieu des miasmes varioleux, sans que l'inoculation et la contagion les aient atteints. Il rapprochera de celles-ci l'inoculation de la variole pratiquée à trente et un vaccinés à l'hospice des Elèves de la Patrie, sans qu'aucun d'eux en ait été atteint.

On peut multiplier ces preuves, mais on ne peut rien ajouter à leur force. Elles assurent le triomphe de la vaccine, elles lui font chaque jour des prosélytes nouveaux, elles réduisent au silence ses ennemis. L'instant n'est pas éloigné, où ses plus ardens antagonistes rougiront des sarcasmes prématurés avec lesquels ils ont accueilli cette belle découverte, et où ils regretteront d'avoir cherché à élever des obstacles aux progrès que devoit faire la vérité.

§ VI. *Epoque à laquelle on doit prendre le Vaccin, mode de Vaccination, âges, circonstances de la vie, saisons propres à la Vaccination.*

1°. *Epoque à laquelle on doit prendre le Vaccin.*

Il est très-essentiel d'assigner des règles fixes et précises sur ce point de la théorie de la vaccine. Un retard de quelques heures expose à communiquer une fausse vaccine, et donne lieu à une suite incalculable d'erreurs, et même de dangers.

Le docteur Jenner, dans une lettre adressée au docteur Decarro, recommande de n'employer le vaccin que lorsqu'il est encore parfaitement limpide, et dans les premiers jours de sa formation. L'expérience m'a prouvé, dit-il, que dès le cinquième jour on peut s'en servir avec succès ; et j'ai lieu de croire que son activité commence à diminuer aussitôt que l'efflorescence se manifeste : c'est pourquoi j'évite autant que je puis de le prendre plus tard que le huitième jour (1).

Les médecins français étendent au-delà de ce

______

(1) Maunoir de Genève a eu occasion d'observer l'inactivité du vaccin aux approches de la dessiccation. Il vaccina trois jours de suite avec le fluide des boutons du même enfant. Toutes les vaccinations du premier

terme l'époque à laquelle le vaccin est encore bon à inoculer avec succès. On peut s'en servir tant qu'il est limpide, et qu'il est contenu dans chacune des cellules du bouton ; mais s'il commence à se troubler, si le bourrelet circulaire prend une teinte un peu jaune, et que la dessiccation commence à s'opérer au centre, il est très-imprudent de l'employer. L'époque paroît difficile à déterminer, si on calcule d'après le jour de la vaccination, parce que le développement de la vaccine n'arrive pas constamment le quatrième jour. Il me semble qu'on sera infiniment moins exposé à se tromper, si on prend la période inflammatoire pour base de son calcul. Ainsi, le cinquième ou sixième jour de cette période, si le bouton est argenté, si l'aréole est encore bien prononcée, si la dépression centrale n'est pas desséchée, on peut vacciner sans aucune espèce de crainte.

2°. *Manière de Vacciner.*

La vaccine ne peut se développer que lorsque le vaccin a été mis en contact avec les vaisseaux absorbans, par le moyen d'une surface de la peau privée de son épiderme.

---

jour réussirent. La moitié de celles du deuxième, et toutes celles du troisième manquerent. *Bibl. britann.* *vol. XVI, p.* 295.

Il s'agit donc de choisir le procédé le plus sûr et le moins douloureux pour introduire le vaccin sous la peau.

Les inoculateurs de la petite vérole connoissent différentes méthodes d'insérer le virus variolique, savoir, le vésicatoire, les incisions et les piqûres. On peut également admettre ces trois manières de vacciner.

J'ai prouvé ailleurs que la fausse vaccine de la deuxième espèce étoit constamment produite par une irritation *physique* déterminée dans la partie où le vaccin a été reçu ; par conséquent le médecin doit éviter avec le plus grand soin tout ce qui pourroit altérer l'action *spécifique* du vaccin.

Le vésicatoire a produit quelquefois des ulcères plus ou moins profonds, difficiles à guérir. L'inflammation qu'il provoque est capable de dénaturer le travail du vaccin ; il est donc un moyen peu fidèle de vaccination.

Valentin et Dézoteux ont observé souvent des ulcères de la même nature, survenus aux endroits des incisions pratiquées pour inoculer la petite vérole. Le fil qu'il faut y laisser est un corps étranger presque toujours nuisible ; l'irritation physique qu'il détermine, enchaîne trop fréquemment l'action du vaccin, pour qu'on fasse un précepte de la méthode des incisions.

Jusqu'à présent les piqûres ont été préférées, et avec beaucoup de raison. La peau n'éprouve point l'inflammation produite par le vésicatoire, elle est entamée dans une étendue moins grande que par l'incision, on n'introduit sous l'épiderme aucun corps étranger, et le succès confirme les avantages de cette méthode.

Les piqûres se font avec la lancette ou avec une aiguille légèrement applatie par la pointe, figurant une espèce de lance, et portant sur son applatissement une cannelure : toutes deux doivent être chargées de vaccin liquide.

Pour vacciner par la lancette, il faut avec une main tendre la peau, afin qu'elle ne fasse aucun pli, et l'introduire le plus horizontalement possible, jusqu'à ce qu'elle se teigne de sang. On est certain alors que la peau est entamée, et que les orifices des vaisseaux absorbans sont en contact avec le vaccin. Pour en faciliter l'absorption, on doit appliquer le pouce de la main qui tendoit la peau sur l'incision, y laisser un instant séjourner la lancette, l'agiter légèrement, et ne la retirer qu'en appuyant avec le doigt sur le lieu de la piqûre, comme pour y essuyer l'instrument.

Les paysans anglais, au rapport de Pearson, s'inoculent la vaccine avec l'extrémité d'un canif ou d'une alêne de cordonnier : leur procédé semble nous avoir indiqué l'usage de l'aiguille.

Si on veut se servir de l'aiguille on piquera d'abord perpendiculairement la peau, et lorsque la pointe sera engagée d'un quart de ligne dans son épaisseur, on l'abaissera pour la porter horizontalement sous l'épiderme, jusqu'à ce que tout le vaccin soit introduit. En général la lancette et l'aiguille n'ont pas besoin d'être portées sous la peau au-delà d'une ligne et demie. Les incisions trop profondes ont donné lieu à des érysipèles très-étendus, et à des accidens malheureux (1). On laissera sécher le sang sans y toucher, sans rien appliquer aux petites plaies. Les Anglais proscrivent les emplâtres, et même le taffetas gommé.

J'ai essayé comparativement l'un et l'autre de ces instrumens. Je sais que les bords tranchans de la lancette, plus larges que ceux de l'aiguille, font une ouverture un peu plus grande ; que le sang qui coule quelquefois inquiète les mères, épouvante les enfans, et laisse quelques doutes sur la réussite de la vaccination : on craint que la petite quantité de sang qui s'échappe de la plaie n'entraîne avec elle le vaccin, et que la piqûre soit inutile. Ces craintes sont peu fondées, si l'intro-

____

(1) S'empressera-t-on d'en conclure contre la vaccine ? Il seroit aussi sage de proscrire la médecine, parce que des ignorans l'exercent.

duction se fait bien horizontalement , et si le
pouce s'applique sur l'épiderme à l'instant où l'instrument est dans la plaie. L'aiguille produit des
boutons moins gros que la lancette : j'en ai vu un
qui avoit le volume d'une tête d'épingle ; l'aréole
qui le circonscrivoit étoit de la largeur d'un cen-
time ; c'étoit une vaccine en miniature ; elle a
reproduit avec la lancette une vaccine ordinaire.
J'ai remarqué que le développement des piqûres
faites par l'aiguille étoit plus tardif que lorsqu'on
s'est servi de la lancette. Plusieurs fois la période
inflammatoire étoit presque terminée aux boutons
des piqûres par la lancette , lorsqu'elle commençoit
aux piqûres des aiguilles.

Quoiqu'un seul bouton vaccin préserve de la
petite vérole , et que par conséquent il semble
qu'on ne doive pas multiplier les piqûres , j'en
fais ordinairement deux à chaque bras. Il est possible que quelques-unes restent inertes , et il faut
revenir à la vaccination , qui , quoique très-simple , rebute toujours les enfans. J'ai vu très-rare-
ment les quatre piqûres rester sans travail ; souvent toutes les quatre ont produit des boutons :
quelquefois seulement un , deux boutons en ont
été la suite. Ainsi on multiplie les piqûres pour
multiplier les chances de la réussite.

Il peut aussi arriver que l'inoculation la mieux
faite ne réussisse qu'après plusieurs essais répétés,

Différentes circonstances peuvent s'opposer au succès d'une première vaccination ; une des plus fréquentes est la rigidité de la peau. Chez les adultes on triomphera de cet obstacle, en l'assouplissant par des bains ou des lotions. L'emploi de ce moyen a été suivi de succès dans plusieurs cas où on avoit déjà pratiqué deux fois la vaccination, sans avoir pu développer la vaccine.

On n'a pas encore essayé un moyen recommandé pour la petite vérole, et qui probablement pourroit réussir. Je veux parler de l'application du vaccin sur une portion de la peau légèrement échauffée par une friction sèche, ou assouplie par une lotion. A la vérité, le docteur Jenner ne croit pas qu'un simple contact entre le vaccin et l'épiderme suffise. Le docteur Aubert n'a obtenu aucun effet par cette méthode qu'il avoit tentée pour s'assurer que les émanations vaccines ne pouvoient pas produire la maladie (1). Mais cette non-réussite ne doit pas être une raison de négliger un moyen qui ne répugne pas aux lois physiologiques, et qui seroit beaucoup plus simple que les piqûres (2).

----

(1) *Rapport cité, p.* 57.

(2) J'ai vu fréquemment le vaccin qui suintoit sur le bras après avoir piqué un bouton en plusieurs endroits, occasionner des rougeurs tres-vives qui peut-être eussent produit des boutons, si les individus sur lesquels cela est arrivé, n'avoient pas eu déjà la vaccine très-développée.

On vaccine ordinairement à la partie externe et supérieure du bras. Cette place est la plus commode ; elle n'expose pas les femmes à avoir des cicatrices qui contrarient les modes, et elle est loin de la portée des doigts toujours trop prompts à se porter où existe une démangeaison quelconque. J'ai été forcé de vacciner entre le pouce et l'index ; les boutons ont été infiniment plus gros que ceux des bras.

3°. *Ages, circonstances de la vie et saisons propres à la Vaccination.*

Lorsqu'on se rappelle que la vaccine n'est jamais une maladie, qu'elle n'altère que d'une manière insensible les fonctions de l'individu sur lequel elle se développe, qu'elle se borne aux boutons des piqûres, et qu'on n'a encore aucun exemple qu'un vacciné soit mort par le fait de la vaccination, on doit naturellement conclure que tous les âges, toutes les circonstances de la vie, toutes les saisons, ne peuvent contrarier l'emploi de ce moyen.

Cependant chaque maladie, accompagnée d'une irritation du système nerveux et de mouvemens fébriles, est susceptible de complication. Cette possibilité qui dépend du degré de l'irritation et de la disposition plus ou moins grande du sujet pour de semblables maladies , quoique moins fondée dans la vaccine , puisque l'irritation est moins forte que dans la petite vérole , n'est point annulée pour cela. L'irritation y excite toujours un mouvement fébrile , qui dans une disposition aux spasmes, pourroit en engendrer, comme il pourroit produire des inflammations là où il rencontreroit de l'aptitude à en causer.

L'intime conviction dans laquelle j'ai vu plusieurs mères, sur l'innocuité de la vaccine , leur a suggéré un argument que je trouve sans réponse, et que je ne dois pas oublier de rapporter ici. « La vaccine méritant à peine le nom de *maladie* , et étant un préservatif reconnu de la petite vérole , il est plus prudent de l'employer dans telle circonstance de la vie , et à tel âge que ce soit, que d'attendre la petite vérole qui peut dans les mêmes circonstances se déclarer , et être mortelle ».

Le docteur Jenner a fait vacciner un enfant vingt heures après sa naissance. Cette opération eut beaucoup de succès. Le développement fut complet, sans indisposition apparente , et l'inoculation subséquente de la petite vérole ne produisit aucun effet.

Le docteur Odier , à Genève , a vacciné plusieurs enfans, peu de jours après leur naissance : tous ont eu une vaccine des plus régulières et des plus heureuses. Il espère par là préserver à

Genève tous les enfans de la petite vérole, avant qu'ils aient aucune chance de la prendre, avant même de les envoyer en nourrice (1).

Il est certain que je n'ai jamais vu de fièvre marquée survenir à la vaccine dans la première année de la vie ; les mères ont quelquefois observé que leur nourrisson avoit eu pendant quelques heures un peu plus de chaleur que de coutume, ou bien qu'il avoit été un peu plus endormi.

Woodwille dit que l'âge le plus commode pour la vaccination, est de trois à dix ans.

Le docteur Hallé, professeur à l'Ecole de Médecine, m'a plusieurs fois engagé à ne vacciner d'enfans qu'après le deuxième mois de leur naissance. Une suite de révolutions, produites par le développement successif de leurs organes, arrive pendant les deux premiers mois. Beaucoup d'enfans périssent dans cette première époque de la vie, et un médecin prudent doit éviter tout ce qui peut jeter la défaveur sur une pratique

---

(1) Si cet usage que les médecins Genevois ont introduit en priant les pasteurs de distribuer aux parens de tous les enfans qu'on leur présentera à baptiser, un avis imprimé propre à les éclairer sur les avantages de la vaccination à cette époque ; si, dis-je, cet usage devient général, la vaccine aura bientôt expulsé de l'Europe la petite vérole. *Note d'Odier.*

nouvelle, et sur sa réputation. Cet avis que j'ai reçu avec reconnoissance, et que, d'après l'autorité du docteur Hallé, je puis donner comme un précepte, est aussi celui du professeur Dubois (1).

Ce dernier a professé long-temps les accouchemens et les maladies des femmes ; une pratique très-étendue l'a mis à même de faire sur la viabilité des enfans, des observations qui rendent ses conseils très-importans.

Je crois donc que tous les âges de la vie peuvent supporter le développement de la vaccine, et que s'il arrive des accidens lors des premiers jours de la naissance, ces accidens ne sont pas des raisons suffisantes dans un temps d'épidémie varioleuse, pour retarder la vaccination. Quand on sera libre de choisir l'âge, je

---

(1) Il vient de perdre un enfant de cinq semaines, à la suite d'un érysipèle très-violent. Mon intention étoit de le vacciner deux ou trois jours avant qu'il ne tombât malade. La vaccine n'eût certainement pas empêché l'érysipèle, ni prévenu la mort ; mais les antagonistes de cette nouvelle pratique auroient accusé la vaccine d'avoir occasionné l'érysipèle et d'avoir fait mourir l'enfant. Heureusement des circonstances particulières m'ont empêché de le vacciner, et je n'ai point à regretter qu'on m'attribue la mort d'un enfant, dont le père m'a plusieurs fois donné des preuves de confiance et d'amitié.

répète que de deux à six mois on peut vacciner avec la plus grande sécurité.

Il en est de même de l'autre extrême de la vie. La vaccine se développe sur les vieillards comme sur les enfans ; ils en sont plus sensiblement indisposés , mais jamais d'une manière alarmante , ni même capable de donner d'inquiétude.

En général , il est d'observation constante que plus l'individu vacciné est jeune , moins il éprouve de trouble lorsque la vaccine se développe. Cette espèce de privilége de l'enfance est due sans doute à la souplesse plus grande de la peau , à la mollesse de cet organe , à l'extension plus facile du tissu cellulaire , par conséquent au travail plus aisé de la nature.

La grossesse n'est pas un obstacle à la vaccination. Un simple bouton qui survient pendant qu'une femme est enceinte , n'est pas plus capable de déranger l'ordre de ses fonctions et d'apporter d'altération à son enfant , que la vaccine. La crainte seule de la petite vérole , pendant la gestation , peut occasionner plus d'accidens que la vaccine la plus développée.

On doit sans contredit éviter l'époque du travail de la dentition. Cette opération de la nature est quelquefois accompagnée de mouvemens nerveux que la vaccine pourroit augmenter ; souvent des accidens terribles en sont la suite, et cette raison doit rendre le médecin très-circonspect. J'ai cependant vu cent enfans, au moins, faire des dents pendant la vaccination : aucun n'a eu de sympômes inquiétans ; le travail a eu lieu chez tous comme s'ils n'eussent pas été vaccinés. Le docteur Aubert dit que « la dentition n'a jamais été à Londres un obstacle à la vaccination ; elle s'est toujours faite sans accidens. Il semble au contraire qu'elle ait été plus facile; cela a été si constant que des partisans zélés de la vaccine ont cru qu'elle agissoit directement sur la pousse des dents, et l'accéléroit (1) ». Au reste, sans faire une loi de cette observation, répétons ici l'argument dicté par la tendre sollicitude des mères. « Si mon enfant contractoit la petite vérole pendant la dentition, il pourroit en mourir, et comme la vaccine ne peut compliquer ce travail, mon choix n'est pas douteux ». Raisonneurs sublimes, graves et importans personnages, allez auprès des mères apprendre ce que le bon sens, ce qu'un jugement sain, ce que leur amour leur dicte, et n'essayez point de répondre par de vains sophismes à une

---

(1) *Rapport cité*, p. 61.

Je ne suis pas éloigné d'adopter cette opinion, et je me fonde sur celle que j'ai émise page 62, en parlant des *effets de la vaccine sur la santé*.

éloquence qui prend sa source dans les sentimens généreux de la maternité.

Toutes les saisons sont également favorables à la vaccine. Dans tous les temps le succès en a été le même ; le froid et la chaleur n'ont aucune influence sur son développement. Le docteur Odier qui, pendant l'épidémie varioleuse de Genève, a beaucoup vacciné l'été dernier, s'exprime en ces termes :

« On nous a présenté de toutes parts un grand nombre d'enfans à vacciner. L'épidémie de la petite vérole actuellement régnante parmi nous, jointe à l'excessive chaleur de la saison qui, suivant l'opinion commune, ne permettoit guères l'inoculation de la petite vérole, a contribué à cet empressement, et depuis quatre mois, nous avons été très à portée d'observer les avantages de cette nouvelle méthode, etc. etc. ».

J'ai vacciné plusieurs enfans quelques jours avant les derniers froids ; j'en ai vacciné d'autres dans les jours les plus froids, et je n'ai point observé la moindre déviation dans la marche ordinaire des symptômes. Je dois remarquer que pendant la chaleur, la période inflammatoire a une marche plus rapide, que le bourrelet est tout-à-fait argenté le huitième jour, et qu'on peut le septième prendre déja du vaccin pour l'inoculer.

Ainsi, à l'exception des deux premiers mois

de la vie, dans quelque circonstance que se trouve l'individu, quelle que soit la saison, on peut tenter la vaccination si on a quelque sujet de craindre la petite vérole.

§ VII. *Conservation et transmission du Vaccin.*

Dans un pays où la vaccine est naturalisée, il n'est pas nécessaire de confier le vaccin à des corps étrangers, puisqu'on peut vacciner de bras à bras; l'homme est un foyer toujours nouveau, toujours apte à conserver cette matière, et à la transmettre. Mais lorsqu'il s'agit de l'envoyer à des distances éloignées, il faut faire le choix des moyens pour qu'il puisse parvenir avec toutes ses propriétés reproductrices et préservatrices.

Le vaccin présente des caractères tout-à-fait différens de la petite vérole, dans les altérations qu'il éprouve ou qu'il fait éprouver aux substances sur lesquelles on l'applique pour le transporter. Plusieurs expériences que j'ai faites à Reims dans la mission dont le Comité médical de Paris m'avoit chargé en vendémiaire dernier, m'ont éclairé sur cet objet.

On connoît trois manières de conserver le vaccin desséché: 1º. sur des fils; 2º. sur des lancettes; 3º. sur des verres. C'est ainsi qu'on peut l'envoyer à des distances très-éloignées.

7

1°. Il se sèche sur le fil comme un vernis, et devient très-cassant ; il lui communique une dureté considérable, s'écaille lorsqu'on touche ce fil, et expose le médecin soit à produire une fausse vaccine (1), soit à n'obtenir aucun effet (2) : alors l'individu vacciné n'est point à l'abri de la petite vérole.

2°. Le vaccin desséché sur la lancette se rencontre dans deux états très-distincts : 1°. il oxide très-souvent cet instrument, subit par conséquent une décomposition, change de nature ; et de même que le fil, ou il donne une fausse vaccine, ou il ne produit aucun effet : 2°. s'il n'oxide pas la lancette, il acquiert une consistance vitreuse (3),

____

(1) Le docteur Odier, qui avoit reçu de Jenner des fils imprégnés de vaccin, a obtenu à Genève de fausses vaccines, dans ses premiers essais.

(2) Le docteur Aubert a vacciné, de concert avec le professeur Pinel, trois enfans avec un linge imprégné à Londres par Woodwille, et n'a obtenu aucun effet.

J'ai dit ailleurs que les fils ne produisoient pas toujours et essentiellement une fausse vaccine ; mais comme cela arrive fréquemment, et qu'une non-réussite peut jeter quelque défaveur sur cette pratique dans un pays où elle est inconnue, il est prudent de ne point se servir des fils comme conducteurs de vaccin.

(3) Le docteur Woodwille, dans ses observations publiées à Londrès en 1800, dit que « l'inoculation de

il est diaphane, coupant sur ses bords, et lorsqu'il est introduit sous la peau, il agit comme corps étranger, détermine une irritation *physique* très-prompte, et produit une fausse vaccine. Dans ces deux cas on ne doit point espérer d'effet préservatif.

3°. Si on le reçoit sur du verre, il peut se conserver long-temps avec toutes ses propriétés, et sans éprouver d'altération, pourvu qu'on emploie les précautions suivantes.

On applique à plusieurs reprises un morceau de verre lisse et plat sur un bouton vaccin piqué dans toute son étendue; on fait la même chose avec un autre verre de même grandeur. Quand tous deux sont également chargés de vaccin, on les rapproche par leurs surfaces humectées, et on réunit leurs bords avec de la bougie, ou de la cire à scellé. Lorsque ces verres sont arrivés à leur destination, on les désunit. On met sur l'un des deux une goutte d'eau froide à l'instant où l'on veut

---

la vaccine manque plus souvent que celle de la petite vérole, lorsque le vaccin est sec. Il ne paroît pas que ce soit là, comme on l'a cru, une preuve de sa plus grande volatilité; c'est plutôt une preuve de sa moindre dissolubilité : en effet il se sèche très-rapidement, devient solide et cassant comme du verre. C'est à son indissolubilité seule qu'il faut attribuer le manque de succès ».

vacciner : on délaye le vaccin avec l'extrémité d'une lancette, et lorsqu'il est parvenu au degré convenable de liquidité, c'est-à-dire, qu'il a pris une consistance huileuse, on peut vacciner avec autant de certitude que si on vaccinoit de bras à bras. Si on obtient une fausse vaccine, on doit l'attribuer à quelque portion du vaccin qui n'aura pas été délayée, ou à la lancette qui peut-être se sera émoussée sur le verre, et qui aura produit une irritation : c'est pourquoi on vaccinera avec une autre lancette.

J'ai observé que le développement de la vaccine communiquée par du vaccin desséché sur le verre, étoit beaucoup plus tardif que lorsque la vaccination s'est faite de bras à bras. Cet effet tient à l'énergie du vaccin pur, encore liquide, et pris dans le bouton, énergie plus grande que lorsqu'il est mêlé à l'eau et gardé depuis quelque temps.

Il résulte de ces observations, que le meilleur mode de transmission du vaccin seroit de faire voyager un individu vacciné, sur lequel on prendroit le vaccin pour l'inoculer de bras à bras. Ce moyen est difficile, et quelle que soit la confiance qu'on ait en son médecin, il est rare qu'on veuille se déplacer au loin pour cet objet. Je donne ensuite la préférence aux verres rapprochés, comme je l'ai dit, et hermétiquement fermés. Les fils et les lancettes sont des moyens trop souvent infidèles ; le vaccin qu'on leur confie s'y altère ou leur communique des propriétés qui le dénaturent. J'ai remis au docteur Thouret des verres chargés de vaccin pour en faire l'envoi à Stokolm, Gènes, Nantes, Bordeaux, Nimes, Dunkerque, Nevers, Avignon, Rennes, etc. etc. Quelques-uns n'ont été employés que cinquante jours après avoir été chargés, et on a la certitude que les vaccinations ont réussi dans toutes les villes où les verres sont arrivés intacts.

§ VIII. *Analyse du Vaccin.*

Sans vouloir prétendre, sans oser même croire que l'analyse chimique du vaccin puisse jamais éclairer la manière dont la vaccine préserve de la petite vérole, j'ai pensé que les savans apprendroient avec quelque intérêt le résultat des expériences que le citoyen Dupuytren, chef des Travaux anatomiques de l'Ecole de Médecine, et moi, avons tentées sur la nature intime de ce fluide. Nous sommes loin d'avoir tout fait sur cette matière, mais au moins nous proposons ce que nous avons vu, comme pouvant servir à faire plus encore.

Le vaccin est un liquide albumineux, limpide, légèrement visqueux, contenu dans les cellules du bouton vaccin pendant toute la durée de la période inflammatoire de la maladie.

Exposé à l'air et appliqué sur une surface unie,

il se dessèche promptement sans perdre sa transparence. Il acquiert la dureté du verre, s'écaille comme le blanc d'œuf, et adhère comme un vernis aux substances sur lesquelles on l'applique. Il oxide le fer avec assez de promptitude.

Si on le laisse dessécher sur le bouton, il se figure en petits globules durs, transparens, qui peuvent se conserver très-long-temps sans éprouver d'altération. Il ne nous a jamais paru susceptible de putréfaction.

Lorsqu'il est liquide, il se dissout très-facilement dans l'eau ; il jouit de la même propriété quand il est desséché. On a des exemples que deux mois de conservation du vaccin n'ont aucunement affoibli ses facultés reproductrices et préservatrices, après qu'il a été dissous dans l'eau.

Exposé au feu, il se trouble d'abord, exhale une légère odeur de carbonate d'ammoniac, et se convertit bientôt en un charbon très-léger et celluleux.

Il n'altère point la couleur du syrop de violette, ni la teinture de tournesol.

Traité par l'alcool, le nitrate de mercure, le nitrate d'argent, l'acide nitrique, il donne un *coagulum* qui se manifeste sous la forme d'un précipité blanc, lequel ne se redissout point par la potasse, ni par le muriate d'ammoniac.

L'acide sulfurique concentré, l'acide oxalique,

la vapeur de l'acide muriatique oxigéné, la potasse, la barite, le muriate d'ammoniac, n'ont aucune action sur lui, n'altèrent en aucune manière
ses qualités extérieures.

Il nous a paru que le vaccin avoit une analogie
assez marquée avec la matière des hydatides.

Il résulte de ces expériences qu'il est composé
d'eau et d'albumine, dont nous ignorons les pro-
portions.

CHAPITRE TROISIÈME.

Réponses aux objections contre la Vaccine.

Dans une question entièrement médicale, qui par conséquent ne peut être résolue que par des faits et des expériences exactes, il est étonnant qu'on se soit permis des déclamations anticipées, souvent indécentes, et presque toujours fausses, contre la vaccine. Avant que les essais aient été commencés en France, avant même l'arrivée du docteur Woodwille à Paris, les journaux ont répété comme par écho les objections qu'opposoient l'esprit de système et l'intérêt de quelques inoculateurs, à des expériences faites avec soin, répétées avec succès, et confirmées par un demi-siècle.

M. Vaume surtout s'est hâté de proscrire la vaccine, sans avoir su ce qu'elle étoit, sans avoir étudié sa marche. Il a publié des réflexions, des lettres, des mémoires dans lesquels il combat des faits par des raisonnemens, des expériences par des systèmes, disons-le, la vérité par le mensonge (1).

____

(1) La preuve de mon assertion se trouve consignée

Ses objections portent le cachet de l'inconsé-
quence et de la mauvaise foi ; elles supposent ré-

---

toute entière dans une note que le Comité Central vient
de publier en réponse à l'ouvrage de M. Vaume, inti-
tulé : *les Dangers de la Vaccine.*

M. Vaume reproduit dans cette brochure plusieurs faits
déjà réfutés par le Comité ; il en ajoute quelques autres qui
ne sont pas plus concluans ; il cite comme vaccinés des enfans qui ne l'ont point été, ou sur lesquels l'inoculation de
la vaccine n'a été suivie d'aucun effet ; il lui attribue des
accidens qui en sont tout-à-fait indépendans ; enfin il
travestit en affections graves et extraordinaires les circonstances les plus simples qui se sont présentées pendant le cours de la vaccination : tel est le résumé exact
de la nouvelle brochure du citoyen Vaume ; et voici les
preuves de ce que le Comité avance.

Page 20 , le citoyen Vaume dit que la petite *Collard*,
à l'Arsenal , a été vaccinée ; que l'opération a réussi
parfaitement au gré de l'opérateur et des parens. Le
Comité a entre les mains un certificat du père de l'enfant , en date du 9 frimaire , qui affirme que les piqûres
n'avoient été suivies d'aucun travail , etc. etc. , et qu'il
n'en étoit rien résulté.

Page 21 , l'enfant de l'hospice de l'Ouest est annoncé
comme ayant eu la petite vérole après avoir été soumis
à la vaccination. Le fait est que cet enfant n'a jamais
été vacciné.

Quant aux enfans cités pages 28 , 37 , 40 , les accidens survenus ont été entièrement étrangers à l'inocu-

solues des questions que la médecine regarde comme des problèmes , elles sont de vaines sub-

lation de la vaccine , ainsi qu'il résulte des témoignages que le Comité s'est procurés des médecins estimables et instruits qui les ont suivis.

Ainsi le citoyen Lafisse, dans une lettre adressée au Comité le 6 germinal , déclare que le premier enfant , de la rue Thévenot , a succombé à une fièvre évidemment rémittente qui n'appartenoit point à la vaccine ; et qu'on ne pouvoit en rien conclure contre ce genre d'inoculation.

Le citoyen Moore a traité le second , rue Sainte-Apolline , d'une angine suffocante (nommée *croup*) , survenue pendant la vaccination. Il donne les détails de cette maladie , dans une lettre en date du premier floréal.

Le citoyen Duchanoy , dans une lettre du 16 germinal, affirme que le troisième enfant , rue du faubourg Montmartre , a été enlevé par une maladie qui n'avoit rien de commun avec la vaccination pratiquée six mois auparavant.

Enfin l'éruption *terrible* , suivant le citoyen Vaume , survenue à l'enfant rue du faubourg Monmartre , cité page 42 , ne se trouve être autre chose que la gale. Il ne peut y avoir de doute à cet égard ; l'enfant la communiqua à sa bonne. Deux médecins probes autant qu'instruits , l'ont reconnue , ajoute le citoyen Vaume , et lui-même en convient dans son ouvrage , page 44.

Mais ce dont il ne convient pas , c'est que les piqûres

tilités, des tracasseries misérables, et respirent, avec tout le pédantisme des vieilles Facultés, l'hypocrisie la plus adroite et la plus méprisable.

---

faites à cet enfant sont restées inertes, que la vaccine ne s'est jamais développée, que les deux médecins qu'il cite, les citoyens André et Emonnot l'ont certifié, et que le Comité a entre les mains leur attestation.

Le citoyen Vaume d'ailleurs n'est pas plus au courant des ouvrages publiés sur ce nouveau préservatif, et des faits observés chez l'étranger, que de ceux qui se passent à Paris. Il dit, page 17 : « qu'une lettre de » Genève, en lui confirmant les ravages que la petite » vérole y exerce, ajoute que les sujets vaccinés n'en » sont pas plutôt à l'abri que les autres individus. »

Il est fâcheux pour le citoyen Vaume, qu'au moment même où il publie cette assertion, le Comité ait reçu du citoyen Odier et des médecins de cette ville, la certitude du contraire, et que le citoyen Odier soit un des hommes les plus éclairés de l'Europe.

Page 32, le citoyen Vaume répète que la vaccine est souvent accompagnée d'éruptions considérables de boutons ou pustules, lesquelles occasionnent des accidens graves ; et, à cet égard, il cite des exemples rapportés dans le premier ouvrage du docteur Woodwille. Mais il devroit savoir que ces éruptions dépendoient de ce que les premiers essais du docteur anglais ayant eu lieu dans l'hôpital d'inoculation de la petite vérole à Londres, avoient été faits dans une atmosphère variolique ;

Cependant MM. Vaume et Goetz ont été écoutés comme des oracles, leurs réflexions ont enchaîné pendant quelque temps les progrès de la vaccine ; la ville de Genève leur reproche une victime intéressante (1). Leurs objections se répétent par tous ceux qui se disent n'être pas encore convaincus de l'utilité de la vaccine, et il faut pour les combattre employer des armes dont le succès est quelquefois incertain.

La première objection qu'on a soin de faire,

---

il devroit avoir appris qu'en inoculant dans la ville ou à la campagne, elles ne se sont plus présentées. Enfin, il ne devroit pas ignorer que le docteur Woodwille lui-même a reconnu tous ces faits dans le second ouvrage qu'il a publié.

(1) Le docteur Odier a consigné dans la *Bibl. brit.*, v. xv, p. 265, le fait suivant : Un de nos concitoyens, âgé de trente ans, qui n'avoit pas eu la petite vérole, et qui, frappé de la bénignité de la vaccine, étoit sur le point de se la faire inoculer, en fut détourné par la lecture des feuilles où ces messieurs font insérer leurs réflexions ; il vient de prendre la petite vérole, et en est mort, tellement regretté, que plus de deux mille personnes ont honoré son convoi funèbre de leur présence. On n'a pas encore eu de pareils faits à reprocher aux apologistes de la vaccine. Le bien qu'ils ont fait jusqu'à présent est de toute évidence, le mal qui est résulté de leurs recherches est nul.

est celle - ci : *N'avons-nous pas assez de nos maladies, sans aller encore en chercher une source nouvelle dans les animaux ? Pourquoi donner aux troupeaux de France un mal que nous devrions chercher à détruire, s'il existoit chez nous ?*

On sait que la vaccine n'est point une maladie ; il est prouvé au contraire qu'elle est un bienfait, puisqu'elle prévient le fléau de la petite vérole. Pourquoi ne ferions-nous pas contribuer les animaux à diminuer la masse de nos infirmités (1) ?

---

(1) Vicq-d'Azyr désiroit qu'on enseignât la médecine comparée, comme on enseignoit l'anatomie comparée. Si ses vues avoient été remplies, depuis long-temps peut-être on eût connu le *cowpox ;* peut-être aussi eût-on trouvé des analogies plus nombreuses entre les maladies des hommes et celles des animaux. Des observations récentes et très-extraordinaires faites sur les effets collatéraux de la vaccine, portent à conjecturer avec quelque vraisemblance, que les maladies des hommes proviennent peut-être de la même source que celles des bêtes. Jenner a inoculé la vaccine à plusieurs chiens. Cette inoculation a produit chez eux tous les symptômes de ce qu'on appelle *maladie des chiens,* mais d'une manière si bénigne, qu'il n'en est mort aucun. Tous se sont trouvés depuis inaccessibles à la contagion. Cette expérience qu'il faut suivre, peut conduire à des découvertes de la plus haute importance pour l'espèce humaine. Qui sait

L'usage des cantharides est-il proscrit en médecine ? l'application des sangsues, d'animaux tués récemment, est-elle interdite ? les praticiens n'éprouvent-ils pas de l'emploi de ces moyens des effets avantageux ? Pourquoi rétrécir la liste déjà très-courte des spécifiques ?

Il est inutile de rendre aux vaches le *cowpox*, puisque le vaccin préserve. Le comité médical de Reims et celui de Paris, ont reporté la vaccine à la vache, et n'ont point observé qu'elle fût contagieuse. Ainsi les alarmes si grandes qu'on veut bien concevoir pour nos troupeaux, restent sans aucun fondement. L'homme d'ailleurs nous fournit les moyens de reproduire la vaccine à volonté.

Je ne m'arrêterai point à combattre une des objections les plus bizarres et les plus ridicules qu'on puisse faire contre la vaccine ; *la matière vaccinale est prise sur une bête, et*

---

si la pulmonie qui fait tant de ravages parmi les bêtes à corne, ne pourroit pas être prévenue aussi par quelque artifice semblable à la vaccination ? On a trop négligé dans l'étude de nos maladies, l'étude collatérale de celles des bêtes. La médecine vétérinaire rendra vraisemblablement un jour à la pathologie du corps humain, le même service que l'anatomie comparée commence à rendre à la physiologie.

Note du docteur Odier, Bibl. brit. vol. XVI, p. 289.

le virus variolique, malgré ses effets mortels, étant beaucoup plus analogue à la nature de l'homme, on ne doit point s'exposer à introduire dans le corps humain une humeur qui vient d'une vache, et qui peut dégrader notre espèce. J'avoue que ceux qui font un pareil raisonnement, me paroissent n'avoir plus à craindre pour leur compte aucune espèce de dégradation.

Mais, dira-t-on, si le vaccin n'est pas pris à sa source originelle, comment concevoir qu'après tant de générations successives, il puisse conserver ses caractères, sa nature, sa propriété préservatrice? comment concevoir qu'il n'accumulera pas sur l'individu qu'on vaccine, tous les maux de ceux à travers lesquels il a été transmis jusqu'à ce dernier?

Ici, il s'agit moins de concevoir que de voir; les opinions, les systèmes, les théories doivent céder à l'expérience. Or, elle nous a appris que la vaccine, communiquée d'homme à homme, après plus de cent mille transmissions successives, a les mêmes caractères extérieurs, la même marche, la même durée, la même propriété préservatrice, que lorsqu'elle vient immédiatement de la vache. Le docteur Jenner a fait graver à Londres la maladie contractée par des filles de ferme sur le trayon des vaches : le bouton, pris aux différentes époques de son développement, est absolument le même que celui que nous voyons chaque jour : la description qu'il a donnée de la maladie est la même, l'inoculation de la petite vérole est sans effet sur nos vaccinés comme sur ceux qui ont contracté la maladie directement par la vache. Quelle identité plus parfaite exige-t-on ? peut-on protester contre des faits qu'on est à même de vérifier sans cesse ? Imitera-t-on M. Vaume, qui veut prendre la matière sur le pis de la vache, auparavant de l'inoculer (1) ? Ce seroit le comble de la déraison : autant vaudroit soi-même aller au Pérou écorcer l'arbre qui nous donne le kina, aller recueillir au Brésil la racine de la violette qui fournit l'ipécacuanha, aller en Perse recevoir les gouttelettes d'opium

---

(1) M. Vaume proscrit la vaccination, parce que ni lui, ni les vétérinaires de France, n'ont pas encore observé le *cowpox* dans nos troupeaux. Il veut, pour connoître quelle est la matière vaccine, la voir prendre *ipsissimis oculis* sur le pis de la vache. Or, comment se fait-il que M. Vaume, qui avoue n'avoir jamais vu le *cowpox* (1), croye cependant reconnoître dans la matière dont nous nous servons un mélange de ce *cowpox* et de la petite vérole humaine (2)? S'il n'a jamais vu le vaccin seul, il nous paroît bien difficile de le reconnoître dans un état d'amalgame. Plus clairvoyant sans doute que Leuve-

(1) *Dangers de la vaccine, p. 15.*
(2) *Ibid. p. 15 et 16.*

qui découlent des pavots qu'on y cultive, et ex-
ploiter dans la Carniole les mines de mercure,
auparavant d'oser arrêter une fièvre pernicieuse,
combattre une dyssenterie épidemique, appaiser
des convulsions, et guérir la maladie vénérienne.

Enfin, le Comité médical de Reims a prouvé
par une des plus belles expériences faites jusqu'à
ce jour en France, que le vaccin pris au trayon
de la vache développe la même série de phéno-
mènes que lorsqu'il est pris sur l'homme. Dans
cette ville et dans plusieurs autres auxquelles
il a envoyé du vaccin, on ne se sert plus que
de celui qui a été primitivement développé dans
le mois de Brumaire, sur une vache vaccinée avec
le vaccin pris sur l'homme. Aussi ce comité croit
pouvoir conclure d'après ses expériences,

1°. Que le vaccin loin de s'altérer et de perdre
son activité sur l'espèce humaine, en conserve
encore assez après de nombreuses transmissions
successives, pour communiquer aux vaches une
maladie absolument semblable à celle que le doc-

---

noeck armé de tous ses microscopes, analyste plus exact
que Lavoisier, Vauquelin, Chaptal et Fourcroy, il re-
connoît ce qu'il n'a jamais vu. Il faut avouer que M.
Vaume possède un talent bien précieux, à l'époque
surtout où la médecine veut, comme toutes les autres
sciences physiques, marcher à l'aide de la certitude.

teur Jenner a observée sur les vaches dont il a pris le vaccin pour l'inoculer à l'homme ;

2°. Que le vaccin pris sur la vache et inoculé sur l'homme, n'a pas donné une maladie plus grave que lorsqu'il est pris sur l'homme ;

3°. Enfin, que l'identité du vaccin sur la vache et sur le corps humain, se trouve évidemment prouvée par cette transmission réciproque d'une espèce à l'autre, sans qu'il perde son énergie (1).

L'objection de la multitude des maux dont on suppose qu'est imbu le vaccin après plusieurs générations, est dénuée de toute espèce de raison ; elle répugne aux lois de la saine physiologie, à l'expérience de tous les jours. Nous pouvons invoquer pour y répondre les argumens des inoculateurs de petite vérole. On sait que le virus variolique pris sur un individu scrophuleux, dartreux, vénérien, pulmonique, etc., ne développe pas une petite vérole plus terrible que de coutume ; que jamais on n'a vu succéder à cette petite vérole les accidens dépendans de la consti-

---

(1) *Recueil de mémoires, d'observations et d'expériences sur l'inoculation de la vaccine. Paris, Magimel, an* 9.

Le Comité central de Paris, qui a répété avec succès la même expérience, a confirmé l'exactitude des conclusions du rapport du comité médical de Reims.

tution du sujet sur lequel on a pris le virus (1).
L'expérience a prouvé au contraire qu'une petite
vérole d'une mauvaise espèce, prise sur le sujet
le plus maladif, et portée même sur un corps
mal-sain, a produit la petite vérole la plus belle
et la plus heureuse; tandis que la matière tirée
des plus beaux boutons, et prise sur le corps le
plus sain, a donné quelquefois une petite vérole
confluente et mortelle (2). On cite du docteur
Dazille, un fait qui confirme ces vérités, et qui
répond victorieusement à l'objection dont il s'agit.

Ce médecin pratiquoit en Amérique l'inoculation de la petite vérole. Il est appelé dans une
habitation où la petite vérole commençoit à se
manifester; un nègre venoit d'en mourir, et plusieurs avoient les premiers symptômes de la maladie. Il n'hésita pas de prendre dans les pustules du
nègre mort depuis vingt-quatre heures du pus
variolique avec lequel il inocula trois cents autres, sans qu'aucun en mourût. Aussi il est
reconnu à présent que les accidens qui accompagnent l'inoculation de la petite vérole, ne dé-
pendent jamais de la mauvaise disposition du
sujet sur lequel on prend le virus, mais de celle

____

(1) *Traité historique et pratique de l'inoculation,*
par Valentin et Dézoteux, p. 162.

(2) *Lettres du docteur Colladon à madame de* ***,
page 20.

de l'individu qu'on inocule. L'analogie nous conduit à admettre la même inaltérabilité du vaccin. Il est toujours *sui generis*, il se renouvelle indépendamment des circonstances maladives de l'individu sur lequel il est inoculé. On l'a développé sur un sujet dartreux; on l'a repris sur celui-là pour l'inoculer à des sujets parfaitement sains, et on n'a pas reconnu qu'il ait produit sur eux le plus léger symptôme d'affection dartreuse. Enfin depuis qu'on l'inocule, on n'a jamais observé que la vaccine fût suivie de maladies (1).

Les antivaccinistes se rejettent ensuite sur le peu de temps depuis lequel la vaccine est connue. *Qui sait*, disent-ils, *si la propriété préservatrice de cette maladie contre la petite vérole, n'est pas limitée à un petit nombre d'années ? On ne l'a inoculée que depuis trois ou quatre ans. Comment peut-on être assuré que dans cinq ou six, les individus vaccinés ne deviendront pas de nouveau susceptibles de prendre la petite vérole ? Attendons cinquante ou soixante ans pour décider ce problème.*

J'ai rapporté des exemples de vaccines contractées depuis vingt-sept, trente, cinquantetrois ans, et qui ont préservé de la petite vérole les individus auxquels on l'a inoculée. Si on insiste,

____

(1) Page 56.

et si on dit que cinq ou six expériences ne sont pas une masse de faits assez imposante pour oser avancer une opinion quelconque ; que dans un espace de temps aussi court que celui depuis lequel on pratique cette nouvelle inoculation, on n'a pu encore approfondir cette matière ; on peut répondre que l'étonnante rapidité avec laquelle cette méthode s'est répandue, supplée à la brièveté de sa durée (1); que si la vaccine n'étoit pas un préservatif, comment se feroit-il que parmi tant de personnes vaccinées à Genève, à Reims, etc. etc. au milieu des épidémies varioleuses, à Londres et à Paris où la petite vérole existe toujours, aucune n'ait été atteinte par la contagion variolique, qu'aucune de celles qui ont été soumises à l'inoculation de la petite vérole n'ait pu la contracter? Accordons aux antivaccinistes ce que l'expérience a démenti; accordons-leur que la vaccine ne préserve que pendant cinq ou six ans : qu'en résultera-t-il autre chose, sinon qu'il faut profiter de ces cinq ou six ans pour la rendre générale, et par conséquent pour exclure totalement la petite vérole de l'Europe? En effet, puisqu'il est prouvé qu'elle est une maladie essentiellement contagieuse, ne doit-on pas, pendant le court espace de temps que nous accordent nos adversaires ,

____

(1) *Rapport du docteur Aubert*, p. 65.

multiplier le nombre des individus qu'elle ne puisse pas atteindre, afin que ne trouvant plus d'aliment, elle s'éteigne enfin sur ceux qui en sont attaqués (1)? Si la vaccine ne préservoit que huit jours, elle mériteroit encore un rang distingué parmi les découvertes du siècle; et les médecins devroient en faire un usage réitéré. Enfin, pour que cinquante ou soixante ans d'expérience confirment la vertu préservatrice, il faut commencer des travaux : et pourquoi rebuter ceux qui s'y livrent ? pourquoi enchaîner leur zèle, et les empêcher de laisser à la postérité des matériaux sur lesquels reposera un jour la vérité ? Est-ce en accueillant par des sarcasmes et de sottes plaisanteries une découverte naissante, en dénaturant les faits , en faisant preuve d'ignorance, qu'on doit espérer de faire avancer la science ? Non , sans doute , il faut un tout autre esprit en médecine; et si les antivaccinistes s'entourent du prétexte spécieux d'une lente et sage expectation , qu'au moins ils ne cherchent à décourager personne; qu'ils laissent faire les expériences. Le silence est le seul bien qu'on puisse attendre de la mauvaise foi.

---

(1) Si cette méthode étoit suivie par toute la terre pendant une année seulement , il est mathématiquement prouvé que le virus variolique cesseroit d'exister.

On insiste : *des enfans vaccinés, puis inocu-culés de la petite vérole, ont contracté cette dernière maladie. A quoi sert la vaccine, si elle ne préserve point ?*

La réponse à cette question est double :

1°. Il est vrai que des enfans vaccinés ont con-tracté la petite vérole, c'est un fait certain ; mais la petite vérole s'est déclarée peu de temps après la vaccination, et toutes deux ont parcouru ré-gulièrement leurs périodes (1). D'autres enfans, quoique vaccinés, n'ont point eu la vaccine. On

---

(1). On a observé que plus la petite vérole se déve-loppoit tard pendant le cours de la vaccine, plus cette dernière la rendoit bénigne. L'époque à laquelle on peut croire que la vaccine a agi sur l'économie comme *pré-servatif*, me semble devoir être fixée au vingtième jour de la vaccination, en supposant que les périodes aient suivi la marche ordinaire. On trouve dans *l'Aperçu des expériences faites à Hanovre, Vienne et Berlin*, l'exemple d'une petite vérole survenue le quinzième jour de la vaccination.

Dans certains cas, la vaccine a semblé se convertir en une véritable pustule variolique. On cite à cet égard le fait suivant :

Le sixième jour de la vaccination d'un enfant, on prit sur lui la matière qu'on inocula à un autre. Le len-demain la petite vérole se manifesta chez le premier ; l'efflorescence caractéristique de la vaccine qui doit

leur a fait l'insertion du vaccin ; cette insertion n'a point procuré le développement de la maladie : alors ils sont rentrés dans la classe de tous ceux qui, exposés à une contagion épidémique quelconque, d'abord restent intacts, et qui ensuite en sont atteints. (1) Peut-on exiger que le kina, vomi aussitôt après avoir été pris, supprime un accès de fièvre ? a-t-on jamais compté sur l'effet d'un vésicatoire, lorsqu'il n'a pas seulement fait rougir la peau ? Il est pénible de répondre à des objections aussi puériles, et qui pourtant se reproduisent par beaucoup de gens intéressés sans doute à voir *prospérer* la petite vérole.

2°. Si on prétend que la petite vérole inoculée s'est développée sur des enfans qui avoient eu tous les symptômes de la vaccine, les contr'épreuves faites jusqu'à ce jour prouvent que cette assertion est fausse (2).

---

se montrer au commencement de la maturation de la pustule locale, n'eut pas lieu. Il s'y forma un véritable pus variolique, et cependant le second enfant ne fut atteint que de la vaccine qui garda sa marche ordinaire.

(1) Ce sont ces enfans que M. Vaume dit avoir contracté la petite vérole après leur vaccination. Voyez la *page* 20 de son ouvrage. Voyez aussi la note du Comité, page 105.

(2) § V. *Certitude du préservatif*, page 70.

MM. Vaume et Goetz ont répété dans tous les journaux qu'un enfant (le nommé Blondeau) sur lequel le Comité avoit développé la vaccine, avoit ensuite contracté la petite vérole par l'inoculation. Le premier avance pour preuve (*page 12 de son ouvrage*), que le virus pris dans l'ulcère survenu à l'endroit de l'inoculation, avoit donné la petite vérole à d'autres enfans. Le Comité central a vu cette expérience d'un tout autre œil. Déjà j'ai rapporté, page 78, le compte qu'il a rendu au public de cette contr'épreuve ; il a vu, ce qui n'a sans doute pas échappé à l'observation de M. Goetz *(qui a inoculé la petite vérole à vingt-huit mille personnes)*, mais ce qu'il a négligé de rapporter ; il a vu, dis-je, un fait semblable à celui qui arrive lorsqu'on inocule la petite vérole à un individu qui l'a déjà eue. On sait que cette inoculation produit quelquefois des symptômes d'irritation locale, de vrais boutons vésiculaires. Mais le fluide qui y est contenu, quoiqu'incapable d'affecter constitutionnellement l'inoculé, peut servir à donner une petite vérole complète aux individus qui en sont susceptibles (1). Ce bouton, cet ulcère local est un foyer dans lequel le virus variolique n'ayant pu

---

(1) *Traité historique et pratique de l'inoculation de la petite vérole*, p. 68.

s'assimiler à la substance de l'individu à qui la petite vérole ou la vaccine enlève cette aptitude, peut être repris avec toute son énergie.

Ce qui est vrai pour la petite vérole, l'est également pour la vaccine. Toutes deux affectent la constitution de manière que, dans le cours de la vie, la petite vérole ne peut atteindre celui qui a déjà eu l'une ou l'autre ; mais cette première infection varioleuse ou vaccinale n'ôte pas toujours à la peau la faculté de réagir lorsque le même virus l'irritera. Les médecins inoculateurs, les nourrices, les garde-malades , ont fourni des exemples de cette infection secondaire (1). On a vu, entr'autres cas semblables, une nourrice qui avoit eu la petite vérole, avoir dix-neuf boutons au visage et sur la joue, où la main d'un enfant mort peu de jours avant d'une petite vérole confluente , avoit sans cesse reposé ; on a vu également ce Blondeau avoir par suite de l'inoculation de la petite vérole, un ulcère varioleux. S'empressera-t-on de conclure que ni la petite vérole , ni la vaccine n'empêchent de contracter une seconde fois la première de ces deux maladies ? Non , sans doute , puisqu'au contraire la conservation du virus variolique, dans son foyer, prouve qu'il n'a pu réagir sur toute l'économie, qu'il n'a pu s'assimiler à l'individu variolé ou vacciné, et

______

(1) *Rapport du docteur Aubert, p.* 65.

que par conséquent puisque son action est purement locale, il y a un effet préservatif très-prononcé.

Cette question se réduit à trois propositions
qui peuvent la rendre plus claire.

1°. L'inoculation de la petite vérole sur des
individus vaccinés et variolés, produit quelquefois une irritation locale.

2°. Cette irritation locale est une preuve de
la vertu préservatrice de la petite vérole et de la
vaccine, puisque jamais on ne voit de réaction
sur le système, et qu'on ne peut concevoir de
petite vérole sans fièvre (1).

3°. Si on a observé de la fièvre, on ne doit
l'attribuer qu'à la violence de l'irritation, et non
pas à une infection générale.

Les idées fausses généralement répandues dans
le monde sur la petite vérole, fournissent encore
un aliment aux détracteurs de la vaccine. Ils pré-
tendent que *la petite vérole étant une maladie
dépuratoire, on doit courir les plus grands
dangers si on empéche l'économie animale de
se débarrasser des humeurs qu'elle eût entraî-
nées, que dans dix ou vingt ans, il peut résulter*

---

(1) On sait qu'une fièvre varioleuse sans éruption,
peut être considérée comme la petite vérole, puisque
ceux qui l'ont éprouvée ne peuvent contracter cette
maladie.

*de ce séjour des humeurs, une maladie grave ;
que par conséquent la vaccine est plutôt un
mal qu'un bien.*

Cette conséquence est parfaitement juste, si
on admet le principe; mais ce principe est-il reconnu ? Quels sont les médecins qui de bonne
foi peuvent le proposer ? Loin de croire que la
petite vérole ramène l'équilibre dans toute la
machine, qu'elle *épure les humeurs*, n'a-t-on
pas des exemples trop fréquens, que cette prétendue *épuration* est suivie de dépôts purulens,
d'affections organiques, de pertes de membres,
de la lésion des facultés intellectuelles , et trop
souvent de la mort ? Certes le remède est pire
que le mal : aussi je ne doute pas que si on
pouvoit établir des tables de proportion sur
la santé de l'homme , avant ou après avoir
eu la petite vérole, l'avantage ne seroit du côté
de ceux qui ne l'ont pas encore eue. Par-tout on
entend accuser la petite vérole de tels ou tels
ravages : a-t-on jamais entendu publier ses bienfaits (1) ? Quelles sont en second lieu les maladies qui peuvent résulter d'une affection ,
le plus souvent locale, qui parcourt régulièrement

______

(1) Le docteur Decarro a écrit à MM. Stromeyer
et Balhorn que dans l'année 1800 la petite vérole *inoculée* avoit été d'un malheureux succès dans plusieurs
endroits d'Allemagne. A Vienne , trois enfans en péri-

toutes les périodes reconnues par les pathologistes dans le cours d'une maladie quelconque ? La vaccine n'a-t-elle pas les trois temps prononcés ? n'observe-t-on, pas comme dans une fièvre, comme dans une fluxion de poitrine , le *principium , status, et decrementum,* ou bien pour parler le langage des humoristes , *la crudité , la coction , et la dépuration.* Attribue-t-on à une fièvre adynamique contractée et guérie depuis dix , vingt ans , une maladie qui vient à se déclarer ? Je ne pense pas qu'un médecin sage s'expose à porter un jugement aussi déraisonnable: il est impossible qu'avec des connoissances précises sur les lois de l'économie animale , on veuille forcer entre des maladies , des rapports qui n'existent point dans la nature , et qui sont loin des idées justes qu'on doit se faire sur l'influence réciproque des affections les unes sur les autres.

Un autre préjugé à combattre , est celui que *nous naissons avec le germe de la petite vérole ; que par conséquent si on empéche ce germe de se développer, il peut en résulter les plus graves inconvéniens.* Elle habite et ne naît point avec nous, dit le docteur Colladon. Les Arabes nous la donnèrent au septième siècle;

rent ; encore a-t-on observé que cette inoculation avoit été suivie souvent de dépôts métastatiques sur les articulations , d'ophthalmies et d'éruptions opiniâtres.

elle étoit auparavant inconnue à l'Europe ; les
Espagnols l'ont donnée aux Américains ; les Anglais l'ont portée aux habitans de la mer du Sud.
Or, si ce prétendu germe étoit inné en nous, il
seroit fort singulier que développé chez les Arabes
dans un temps que nous ne connoissons pas, il
fût descendu du ciel en Europe au septième siècle ;
qu'au quinzième, il eût tout à coup porté la
désolation en Amérique, et qu'il eût paru plus
tard chez d'autres peuples. Les Juifs, les Grecs
et les Romains n'ont eu aucune connoissance
de la petite vérole. Il est cependant clair qu'au
moyen du germe, elle auroit dû être connue de
toutes les nations. Le contraire est prouvé. Elle
n'est donc point un germe, mais une maladie
contagieuse ; elle nous a été donnée, et nous
la donnons ; elle se communique par l'air, par
l'attouchement, par les habits, etc. (1) ; en un
mot, la cause n'existe pas plus en nous que
celle de la phthisie, de la rougeole, etc.

Mais, nous dira-t-on, *comment un seul bouton, souvent développé sans fièvre , peut-il
garantir d'une maladie fréquemment mortelle?
la raison se refuse à croire un pareil miracle ;
le bon sens répugne à l'énoncé d'une pareille
proposition.*

––––––––––

(1) *Lettres du docteur Colladon sur la vaccine , p.* 18.

On ignore le *comment*, mais on sait que la chose est parfaitement sûre. En vain on s'épuiseroit en longs raisonnemens sur la manière dont la vaccine peut détruire en nous l'aptitude à contracter la petite vérole; les discussions qu'entraîneroit cette recherche, sont inutiles; elles éloignent du but principal : il suffit que le fait existe, et qu'il soit confirmé par de nombreuses expériences. Cherche-t-on à expliquer comment il se fait qu'un grain d'émétique produise dans l'estomac un mouvement convulsif, qui prolonge le vomissement quelquefois pendant plusieurs heures ? Sait-on mieux comment le mercure guérit les maladies vénériennes (1) ? On le voit;

---

(1) Molière a fait la meilleure réponse qu'on puisse donner sur la vertu narcotique de l'opium.

> *Opium facit dormire ,*
> *Quia est in eo*
> *Virtus dormitiva ,*
> *Cujus est natura*
> *Sensus assoupire.*

(Malade imaginaire. Intermede du 3e. acte).

Cette phrase est en même temps une critique très-adroite des longues et stériles discussions sur la recherche de la manière d'agir de certains médicamens, et un avis tres-sage sur la direction qu'il faut donner à l'esprit d'observation.

et les bons esprits préfèrent un fait bien avéré, au pompeux étalage de toute espèce de système. Rappelons-nous sans cesse qu'une observation sagement faite est plus avantageuse au médecin et à son malade, que la théorie la plus brillante.

Beaucoup de personnes déjà avancées en âge, se croient à l'abri de la petite vérole, *par la raison qu'elles ont échappé plusieurs fois pendant le cours de leur vie à la contagion, et même que l'inoculation n'a eu aucune action sur elles.* D'après cette persuasion, elles négligent de se faire vacciner, et vivent dans une sécurité qui peut tôt ou tard leur être préjudiciable.

La Condamine disoit avec beaucoup de vérité, que *ceux-là seuls sont exempts de la petite vérole, qui ne vivent pas assez pour l'attendre.* Cette maladie n'épargne aucun âge; elle moissonne l'enfant qui naît, et le vieillard qui touche au terme de sa carrière; ses ravages enveloppent les deux extrêmes de la vie. Nous avons vu M. Béthune-Charost et la veuve de l'infortuné Bailly, en être victimes dans un âge déjà avancé; d'autres exemples plus récens prouvent que la vieillesse ne doit point s'endormir dans une confiance aveugle. Pourquoi refuser de prendre une précaution si simple ? Pourquoi se priver d'une probabilité de vie, à l'époque où l'homme tient encore à l'existence par le double lien du sou-

venir et de l'espérance ? Les vieillards, si atten-
tifs à multiplier les précautions, à calculer leurs
moindres démarches, devroient-ils négliger un
moyen plus doux que la plupart de ceux qu'ils
emploient pour prolonger la durée incertaine de
leurs jours ? La vaccine, au lieu d'aggraver leurs
maux, peut au contraire leur procurer une amé-
lioration sensible ; et la conviction qu'elle entraîne, doit leur donner une tranquillité d'esprit
qui les exempte de la crainte de la petite vérole,
crainte que beaucoup d'entr'eux conservent toute
la vie.

Ainsi, loin d'avoir aucune raison bien fondée
de ne point profiter de la nouvelle découverte,
leurs rapports de famille, le respect qui les environne, l'ascendant d'une vie long-temps irrépro-
chable, l'expérience acquise par de longues années de commerce du monde, leur font un
devoir de conserver à leurs enfans et à leurs
amis, des conseillers sages, des pères tendres,
des modérateurs éclairés.

Enfin, *on se retranche sur le peu de confiance que doivent mériter des observations
faites par des paysans, par des gens grossiers,
ignorans, et imbus de préjugés.*

Que l'observation première ait été faite par
des fermiers, des paysans ; qu'importe ? en est-
elle moins vraie ? N'est-ce pas des sauvages que

9

nous tenons l'usage du quinquina , de l'ipécacuanha , du gaïac, etc. ? Les animaux mêmes
n'ont-ils pas donné à l'homme l'idée de plusieurs
arts , ne lui ont-ils pas appris la propriété de
diverses substances (1) ? Pourquoi récuser des
autorités dont l'ascendant est d'autant plus respec-
table que la vérité n'est point masquée par des
systèmes ?

Au reste, des expériences nombreuses faites
par des médecins très-éclairés , ont confirmé les
observations de ces *paysans, de ces hommes
à petits préjugés , à traditions mensongères.*
Aucun fait n'a pu jusqu'à présent contrarier leur
assertion; tout concourt à les mettre beaucoup
au-dessus de certains incrédules qui blâment sans
connoître , prononcent sans étudier, proscrivent
sans juger, et qui cependant ne rougissent pas
de se déclarer aussi bons observateurs qu'Hippocrate et Sydenham.

CONCLUSIONS.

Il est toujours permis de douter d'une chose
nouvelle ; mais lorsqu'une grande quantité d'expériences vient confirmer une découverte , le
doute suppose, ou un esprit faux, ou de la mauvaise foi.

---

(1) *Lettre de M. Doutant , p.* 19.

La vaccine n'est plus aujourd'hui une question à résoudre, on ne doit plus l'envisager comme un *essai* ; sa propriété préservatrice est une des grandes vérités reconnues en médecine; et bientôt sans doute toutes les classes de la société profiteront de ses bienfaits. Les mères, qu'une tendre sollicitude retient encore, ne craindront plus d'adopter pour leurs enfans un moyen aussi simple, aussi peu douloureux d'éviter la petite vérole. L'assurance que doit leur donner la multitude des épreuves répétées en Angleterre, en Allemagne, et en France; l'espoir si justement fondé de soustraire aux ravages de la petite vérole les graces d'une fille chérie, la santé et la force d'un fils destiné peut-être aux plus hautes entreprises, détermineront leur confiance, et elles soumettront sans crainte leurs enfans à la vaccination.

Espérons que les Gouvernemens sages et éclairés profiteront de cette précieuse découverte pour réparer les torts de la guerre. Ils ne peuvent rester indifférens sur un moyen qui tous les ans arrache à la mort au moins un dixième de la population, qui peuple les états d'hommes et de femmes bien constitués, dont la force et la beauté ne craindront plus les ravages de la petite vérole. En étendant ces vues, on peut croire que l'époque n'est pas éloignée, à laquelle la vaccination sera généralement adoptée: alors la petite vérole ne se développera plus en Europe; il sera facile d'en préserver les générations futures, en renonçant même à la vaccine, qui, n'étant pas contagieuse, s'éteindra d'elle-même. Il suffira d'empêcher soigneusement à l'avenir l'introduction de tout nouveau foyer de contagion, par les mêmes moyens qui ont réussi à écarter de nos climats la peste et la lèpre, fléaux que l'Orient vomissoit fréquemment autrefois sur nos continens, mais que les lazarets et les quarantaines ont enfin repoussés (1). Nous ne connoîtrons l'histoire de la petite vérole, que comme nous connoissons celle de la lèpre: la masse de nos maux sera diminuée, par-tout il y aura plus de sécurité, par conséquent plus de bonheur; la postérité bénira la mémoire de Jenner, et les siècles à venir le proclameront l'un des premiers bienfaiteurs de l'humanité.

---

(1) *Further. Observ. on the variolæ vaccinæ. E. Jenner*, 1800.

F I N.

TABLE

DES MATIÈRES.

Chapitre II.

Chapitre III.

Fin de la Table.

Marche de la Vaccine

du 4.me au 15.me jour dans sa grandeur et couleur naturelles.

4.me

5.me

6.me

7.me

8.me

9.me

Le 10.me jour est figuré
dans les deux boutons du
bras

15.me

14.me

13.me

12.me

11.me

Recherches sur la Vaccine par le Doc.^r Husson.

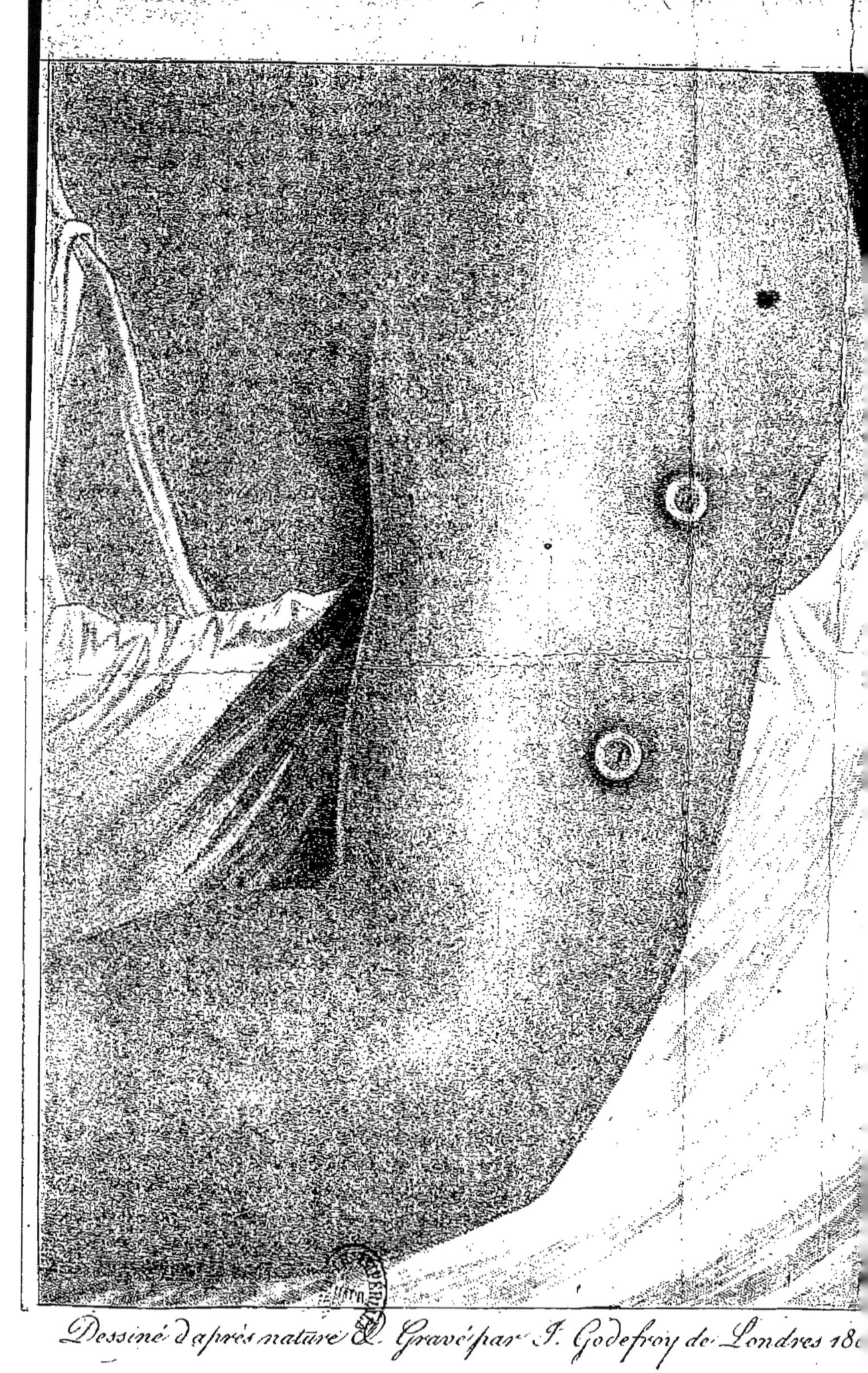

Dessiné d'après nature & Gravé par J. Godefroy de Londres 18.

Supplément à la note du Comité central de Vaccine, en date du 1.er brumaire.

Le cit. *Alphonse Leroy* vient de faire à la vaccine de nouvelles imputations. Le Comité, fidèle à la marche qu'il s'est tracée, va répondre à ceux des faits allégués par le cit. *Alphonse Leroy*, qui sont susceptibles d'être vérifiés. Ce sont encore des certificats authentiques qu'il va citer, et dont, ainsi que des premiers, il offre de donner la plus entière connaissance aux personnes qui pourront le desirer.

Quatorzième fait. — *Le cit Bourdier, quai de l'Horloge, a fait vacciner son enfant,* dit le cit. Alphonse Leroy, *et présentement il a la petite-vérole à sa pension, à Versailles,* où il est soigné par le chirurgien de la pension. *J'ai ce fait écrit avec signature.*

Cette prétendue petite-vérole n'a été qu'une éruption ordinaire, qui n'a eu rien de commun avec l'éruption variolique. Elle s'est manifestée le 27 vendémiaire, à la suite d'une indigestion, par des boutons rouges qui, dans la même journée, contenaient déja de la matière purulente, et dès le 2 brumaire, cinquième jour, commencèrent à se dessécher. Le 4, la dessication était complète. Ces faits sont consignés dans le certificat que nous ont remis les père et mère, qui ajoutent que « leur enfant n'est pas et n'a jamais été en pension à Versailles; que pendant tout le cours de son indisposition, qui a duré six jours, il n'a été vu d'aucun chirurgien, et qu'ils n'ont donné d'autre attestation de tous ces faits, que celle qu'ils ont remise au comité. »

Quinzième fait. — Rue des Prouvaires,
N.° 551, dit le cit. Alphonse Leroy, *une
petite fille vaccinée est morte vingt-neuf
jours après de la petite-vérole.*

Il résulte d'un certificat du cit. *Eschard,*
« que cette enfant fut vaccinée le 29 ventôse
an 9; que cette vaccination réussit parfaitement; que l'enfant se porta constamment bien
pendant trois mois et demi ; que le 13 messidor an 9, elle fut atteinte d'une fièvre putride
dont elle mourut, et pendant le cours de laquelle elle fut visitée par différens officiers
de santé, et notamment par le cit. Mallet,
Médecin de l'Hôtel-Dieu, qui n'y a rien vu
d'extraordinaire. »

*Seizième fait.—Un général très-distingué
m'a dit,* ajoute le cit. Alphonse Leroy, *que
de deux enfans qu'il surveille au Prytanée,
et qui ont été vaccinés, l'un depuis ce temps
a perdu toute la fleur de sa santé.*

Le cit. *Descemet,* médecin du Prytanée,
qui demeure dans cette maison, et donne
tous ses soins à la santé des élèves, nous
adresse le certificat suivant :

« Je soussigné, médecin du Prytanée Français, certifie que je n'ai aucune connaissance
du fait allégué par le cit. *Alphonse Leroy*
dans le journal de *la Clef du Cabinet,* du 16
brumaire. »

*Dix - septième fait. — L'instituteur d'un
enfant de M. de M....* dit le cit. Alphonse
Leroy, *jouissant d'une bonne santé, s'est
fait vacciner à quarante ans. Il lui est survenu une fièvre putride dont il est mort en
huit jours.*

Voici à ce sujet ce que déclare le citoyen
Beauchesne, dans une note signée de lui :
« J'ai vacciné, dit-il, l'année dernière, le cit.
Desmarquets, âgé de 40 ans, instituteur du

fils cadet du cit. *Montesquiou-Fesenzac*. Après cette vaccination, le cit. *Desmarquets* a joui d'une très-bonne santé, et ce n'est que deux mois après, qu'il a été attaqué d'une fièvre scarlatine gangreneuse, *maladie qui alors était épidémique à Paris*, et à laquelle il a succombé le septième jour. »

Il résulte d'ailleurs d'une note signée par le cit. *Huzard*, membre de l'Institut, que de longs chagrins avaient altéré la santé du cit. *Desmarquets*; qu'il était faible, valétudinaire et sujet à de fréquens catarrhes, souvent compliqués d'une affection dartreuse très-grave.

Dix-huitième fait. — *Demandez*, ajoute le cit. Alphonse Leroy, *aux membres composant la Municipalité du Roule, hôtel Beauveau, quels ont été les jolis premiers succès de la vaccine dans leur arrondissement ?*

Les officiers de santé attachés à cette municipalité vont faire pour nous la réponse.

Ils déclarent, dans un certificat que nous avons entre les mains, que « les trois enfans d'un jardinier, rue Saint-Lazare, ayant été amenés au comité de Bienfaisance le 11 germinal, y furent soumis à la vaccination ; que le 15, quatrième jour de l'insertion, deux de ces enfans furent pris des accidens ordinaires de la petite-vérole, dont la marche fut heureuse et régulière ; que chez le troisième, la vaccine se développa et parcourut toutes ses périodes, et que, quoique couchant avec les deux premiers, il ne fut point atteint de la contagion. Le 2 floréal, les trois enfans se portaient bien. »

Dix-neuvième fait. — *Le professeur Pinel m'a dit*, ajoute le cit. Alphonse Leroy, *après s'être plaint de l'espèce d'aigreur qui avait existé dans les discussions précédentes : J'ai fait à-peu-près cent quarante opérations de vaccine, et j'ai huit observations d'éruptions graves dont je rendrai compte.*

Le cit. *Pinel* vient de remettre au Comité une note dans laquelle il avoue avoir en effet témoigné ses regrets sur des expressions un peu trop vives échappées dans la discussion, et où il exprime le vœu que l'on se renferme dans la simple exposition des faits. « Mais je suis très-loin, ajoute-t-il, d'avoir des arrières-pensées sur la vaccine, comme la lettre du cit. *Alphonse Leroy* pourrait le faire entendre. Je n'ai point parlé, et je n'ai aucune connaissance de ce qu'il appelle *éruptions graves* survenues à la suite de la vaccine ; il est même impossible que des accidens pareils n'eussent été universellement connus, puisque les cent quarante-huit vaccinations que j'ai citées, ont été pratiquées à la Salpêtrière par le cit. *Beauvais*, mon adjoint, en présence d'un grand nombre d'élèves, qui en ont suivi avec soin la marche et la terminaison. Un seul enfant soumis à cette opération, a éprouvé, vers le dixième jour, une éruption anomale générale, qui a disparu dans cinq jours, et dont il sera rendu compte. »

Ont signé tous les Membres du Comité.

Paris, le 17 brumaire an 10.

THOURET, *Directeur de l'Ecole de Médecine, Président;* PINEL, J. J. LEROUX, *Professeurs à l'Ecole de Médecine;* JADELOT, GUILLOTIN, DOUSSIN-DUBREUIL, DE LA ROCHE, SALMADE, PARFAIT, MONGENOT, MARIN, HUSSON, *Secrétaire.*

Pour copie conforme,

Signé HUSSON, *Secrétaire.*

Le cit. *Alphonse Leroy* vient de faire à la vaccine de nouvelles imputations. Le Comité, fidèle à la marche qu'il s'est tracée, va répondre à ceux des faits allégués par le cit. *Alphonse Leroy*, qui sont susceptibles d'être vérifiés. Ce sont encore des certificats authentiques qu'il va citer, et dont, ainsi que des premiers, il offre de donner la plus entière connaissance aux personnes qui pourront le desirer.

Quatorzième fait. — *Le cit. Bourdier, quai de l'Horloge, a fait vacciner son enfant,* dit le cit. Alphonse Leroy, *et présentement il a la petite-vérole, à sa pension, à Versailles,* où il est soigné par le chirurgien de la pension. *J'ai ce fait écrit avec signature.*

Cette prétendue petite-vérole n'a été qu'une éruption ordinaire, qui n'a eu rien de commun avec l'éruption variolique. Elle s'est manifestée le 27 vendémiaire, à la suite d'une indigestion, par des boutons rouges qui, dans la même journée, contenaient déja de la matière purulente, et dès le 2 brumaire, cinquième jour, commencèrent à se dessécher. Le 4, la dessication était complète. Ces faits sont consignés dans le certificat que nous ont remis les père et mère, qui ajoutent que « leur enfant n'est pas et n'a jamais été en pension à Versailles ; que pendant tout le cours de son indisposition, qui a duré six jours, il n'a été vu d'aucun chirurgien, et qu'ils n'ont donné d'autre attestation de tous ces faits, que celle qu'ils ont remise au comité. »

Quinzième fait. — *Rue des Prouvaires,*
N.º 551, dit le cit. Alphonse Leroy, *une
petite fille vaccinée est morte vingt-neuf
jours après de la petite-vérole.*

Il résulte d'un certificat du cit. *Eschard,*
« que cette enfant fut vaccinée le 29 ventôse
an 9; que cette vaccination réussit parfaitement; que l'enfant se porta constamment bien
pendant trois mois et demi; que le 13 messidor an 9, elle fut atteinte d'une fièvre putride
dont elle mourut, et pendant le cours de laquelle elle fut visitée par différens officiers
de santé, et notamment par le cit. Mallet,
Médecin de l'Hôtel-Dieu, qui n'y a rien vu
d'extraordinaire. »

Seizième fait. — *Un général très-distingué
m'a dit,* ajoute le cit. Alphonse Leroy, *que
de deux enfans qu'il surveille au Prytanée,
et qui ont été vaccinés, l'un depuis ce temps
a perdu toute la fleur de sa santé.*

Le cit. *Descemet,* médecin du Prytanée,
qui demeure dans cette maison, et donne
tous ses soins à la santé des élèves, nous
adresse le certificat suivant :

« Je soussigné, médecin du Prytanée Français, certifie que je n'ai aucune connaissance
du fait allégué par le cit. *Alphonse Leroy*
dans le journal de *la Clef du Cabinet,* du 16
brumaire. »

Dix - septième fait. — *L'instituteur d'un
enfant de M. de M....* dit le cit. Alphonse
Leroy, *jouissant d'une bonne santé, s'est
fait vacciner à quarante ans. Il lui est survenu une fièvre putride dont il est mort en
huit jours.*

Voici à ce sujet ce que déclare le citoyen
Beauchesne, dans une note signée de lui :
« J'ai vacciné, dit-il, l'année dernière, le cit.
Desmarquets, âgé de 40 ans, instituteur du

fils cadet du cit. *Montesquiou-Fesenzac.* Après cette vaccination, le cit. *Desmarquets* a joui d'une très-bonne santé, et ce n'est que deux mois après, qu'il a été attaqué d'une fièvre scarlatine gangreneuse, *maladie qui alors était épidémique à Paris*, et à laquelle il a succombé le septième jour. »

Il résulte d'ailleurs d'une note signée par le cit. *Huzard*, membre de l'Institut, que de longs chagrins avaient altéré la santé du cit. *Desmarquets*; qu'il était faible, valétudinaire et sujet à de fréquens catarrhes, souvent compliqués d'une affection dartreuse très-grave.

Dix-huitième fait. — *Demandez*, ajoute le cit. Alphonse Leroy, *aux membres composant la Municipalité du Roule, hôtel Beauveau, quels ont été les jolis premiers succès de la vaccine dans leur arrondissement ?*

Les officiers de santé attachés à cette municipalité vont faire pour nous la réponse.

Ils déclarent, dans un certificat que nous avons entre les mains, que « les trois enfans d'un jardinier, rue Saint-Lazare, ayant été amenés au comité de Bienfaisance le 11 germinal, y furent soumis à la vaccination; que le 15, quatrième jour de l'insertion, deux de ces enfans furent pris des accidens ordinaires de la petite-vérole, dont la marche fut heureuse et régulière; que chez le troisième, la vaccine se développa et parcourut toutes ses périodes; et que, quoique couchant avec les deux premiers, il ne fut point atteint de la contagion. Le 2 floréal, les trois enfans se portaient bien. »

Dix-neuvième fait. — *Le professeur Pinel m'a dit*, ajoute le cit. Alphonse Leroy, *après s'être plaint de l'espèce d'aigreur qui avait existé dans les discussions précédentes : J'ai fait à-peu-près cent quarante opérations de vaccine, et j'ai huit observations d'éruptions graves dont je rendrai compte.*

Le cit. *Pinel* vient de remettre au Comité une note dans laquelle il avoue avoir en effet témoigné ses regrets sur des expressions un peu trop vives, échappées dans la discussion, et où il exprime le vœu que l'on se renferme dans la simple exposition des faits. « Mais je suis très-loin, ajoute-t-il, d'avoir des arrières-pensées sur la vaccine, comme la lettre du cit. *Alphonse Leroy* pourrait le faire entendre. Je n'ai point parlé, et je n'ai aucune connaissance de ce qu'il appelle *éruptions graves* survenues à la suite de la vaccine ; il est même impossible que des accidens pareils n'eussent été universellement connus, puisque les cent quarante-huit vaccinations que j'ai citées, ont été pratiquées à la Salpêtrière par le cit. *Beauvais,* mon adjoint, en présence d'un grand nombre d'élèves, qui en ont suivi avec soin la marche et la terminaison. Un seul enfant soumis à cette opération, a éprouvé, vers le dixième jour, une éruption anomale générale, qui a disparu dans cinq jours, et dont il sera rendu compte. »

Ont signé tous les Membres du Comité.

Paris, le 17 brumaire an 10.

T HOURET, *Directeur de l'Ecole de Médecine, Président;* P INEL, J. J. L EROUX, *Professeurs à l'Ecole de Médecine;* J ADELOT, G UILLOTIN, D OUSSIN-D UBREUIL, DE LA R OCHE, S ALMADE, P ARFAIT, M ONGENOT, M ARIN, H USSON, *Secrétaire.*

Pour copie conforme,

Signé H USSON, *Secrétaire.*